U0337378

義烏叢書編纂委員會
浙江大學浙江文獻集成編纂中心 編

# 丹溪醫書集成

《丹溪醫書集成》編委會 編

中華書局

# 丹溪手鏡

施仁潮　點校

# 整理説明

## 一、《丹溪手鏡》概況

《丹溪手鏡》原題朱丹溪撰，明吴尚默訂正，陳乾陽、戴天眷等參訂。

據吴尚默序，吴早年與醫家談論醫道，就曾聽到關於《丹溪心法》的内容，看到當時醫生用的方藥多是丹溪的醫方加減，但對丹溪缺乏瞭解。丙辰（萬曆四十四年，公元一六一六年）任義烏令，方知丹溪是義烏名人。當時，他訪求丹溪著作，除了《丹溪心法》數種公開刻印的以外，没有找到其他醫書。辛酉秋孟，他通過陳乾陽從丹溪後裔朱文英處得知：「先人手授有《手鏡》《樵隱》二帙，藏之久矣，未敢示人也。」其後，他看到了這兩種書。

據推算，《丹溪手鏡》的流傳已有三百年。吴尚默任義烏令五年間一直訪而未得，任滿將解時見到此書，這讓他興奮不已。他在序言中寫道：「三百年而未行其書，一日而行之；五年而未得其書，一日而得之，豈先生之靈有以啓余與陳先生之靈而衍其傳乎？天下萬世之靈有以啓余與陳先生，與先生之靈而延其幾墜、廣其未盡乎？」

明天啓元年（一六二一），吴尚默組織陳乾陽、戴天眷等訂正《丹溪手鏡》，親作「新鐫朱丹溪先生手鏡序」，使得後人對該書的由來有大概瞭解。

據考證，凡署名丹溪的著作，多係其弟子和私淑者整理成書，并非丹溪親撰，《丹溪手鏡》當屬其中之一。「刻丹溪先生手鏡序」可以説明一點，即《手鏡》確能體現丹溪醫學之真傳。

## 二、學術特點與貢獻

全書設上中下三卷，共一百六十篇，對内、外、婦、兒諸證進行辨析，有論述，有證治，并有大量醫方，指點臨床診治門徑，示範辨證論治要領。

## （一）重脈診，重察視

卷上首列「評脈第一」，次列「察視第二」。論評脈説：「凡男女當以左手尺脈常弱、右手尺脈常盛爲平。」提出切脈必須體察脈之來去，謂脈來者爲陽爲氣，去者爲陰爲血。假令來疾去遲，爲陽有餘而陰不足，屬於外實内虚。卷上「脈」篇，專論各種脈象，强調不同的脈象出現在不同部位時的臨床意義。如論浮脈，在人迎部位是風邪在表，在氣口主陰陽耗散，在左寸主因風頭痛、心昏有熱，在右寸主宿食滯氣、肺風逆喘，在左關是脅下滿，在右關主脾食傷，胃風，在趺陽主胃滯，在左尺如《經》，在右尺主腰腫脚弱。

其書中論述病證，十分重視將脈象作爲辨治的依據。如積聚，謂：「脈來細而附骨者，乃積也。寸口見，積在胸；尺中見，積在氣衝；關上見，積在臍旁。左積左，右積右。脈二出，積在中央處其部。」同時還將脈象作爲判斷五臟積的主要依據：肺積脈浮而毛，心積脈沉而芤，肝積脈弦而細，腎積脈沉而急，脾積脈浮大而長。

「察視」强調通過望診來審察生死，推斷相關病證。如從察面色來審生死：黑氣起於耳目鼻上，漸入於口者死；白色亦然；面青目黑，面青目黄，面青目白，面青唇黑，皆死。又如察爪甲，爪甲青者死，爪甲肉黑者死。察形體，循摸衣縫者死，眉傾目直者死，唇反人中滿者死，汗出不流者死。推斷相關病證，如「傷寒」篇介紹，摇頭者，裹痛也；坐而伏者，短氣也；坐而一脚下者，腰痛也；裹實護腹如卵者，心痛也。

## （二）重視類證辨析

《丹溪手鏡》將相近的病證類歸，以證爲綱，予以叙述，這對於臨床辨治是大有裨益的。

卷上先對寒熱往來、惡寒、背惡寒、惡風等惡風寒類症狀進行闡述，内容包括症狀、病因病機及治法方劑；繼而論述發熱、潮熱、煩熱、汗後熱等諸般發熱病證，再是自汗、盜汗、頭汗、手足汗、無汗等出汗異常病證，隨之對胸滿、脅滿、心下滿、腹滿并痛、小腹滿等心胸脅腹滿痛病證依次論述，其後闡述虚煩、煩躁、懊憹、不得眠卧等神志方面的病證，噦、咳、喘、吐嘔等氣機逆亂病證。

卷中論述厥、痿、痹、麻木等腰體感覺或行動異常病證，下血、溺血、霍亂、下利、泄瀉、小便淋閉、小便不禁、結燥便閉等二便異常病證，頭痛、目痛、腦痛、眉眶骨痛等頭面部疼痛病證，腰痛、肩背痛、背胛節痛、腰胯腫痛、身體痛等諸軀幹疼痛病證。

卷下除了小兒、婦人諸證外，另將痔漏、瘡瘍、瘰癧、肺痿、肺癰、腸癰、斑疹、金瘡、火燒等皮膚外科病證歸并於一起依次論述。

在以證爲綱、明辨類證的基礎上，貫穿了辨證論治思想，如無汗，辨析了太陽無汗、陽明無汗、太陰無汗、少陰無汗、厥陰無汗、亡陽無汗、陰陽易無汗等多種證型；頭痛，先辨太陽、陽明等六經頭痛，次述氣虚頭痛、血虚頭痛、火作頭痛、濕熱火痛、傷風頭痛、食積頭痛等不同的證型；腰痛則有腎虚、瘀血、房勞、濕熱、外感，甚至憂思、鬱怒等諸種證型。

## （三）重視氣、鬱、痰、火

丹溪十分重視氣、鬱、痰、火在病因病機中的重要地位，這一學術思想在《丹溪手鏡》中得以充分體現。

卷上「察視」中，提出濕熱病多，相火病多，土病多。肥者，血多濕多；瘦者，氣實熱多。治病先調氣，久病要開鬱；諸病尋痰火，痰火生異證。

對於外感、内傷證屬痰的評脈施治原則是：傷寒，寸脈浮滑者，有痰，宜吐；雜病，寸脈沉者，屬痰，宜吐。在婦人經水中，尤其强調氣的作用，認爲血爲氣引而行，血未來而先有病，皆氣之患也。經將來作疼，乃氣實也；來而成塊，乃氣之滯；錯經妄行，乃氣之亂；心氣停結，故血閉不行，宜調心氣，通心絡。血爲氣滯，結而成塊，日漸增長，宜攻之。論帶下，因痰積流下滲入膀胱，宜昇宜吐，調以半夏、茯苓、陳皮、蒼术、白术輩。肥人多濕痰：海石、半夏、南星、黄柏、蒼术、滑石、川芎、椿皮、香附；瘦人多熱：黄柏、黄連、滑石、椿皮、川芎。對於婦人胎産病論治，亦重視氣、鬱、痰、火的致病因素。胎墮是因虚而熱，轉胎係血虚有痰，惡阻爲痰血相搏，胎婦腹脹是因脾虚有熱而氣不利，子懸乃由胎氣不和，妊婦心痛是由氣與血并，子煩是因君相二火爲之。

綜觀《丹溪手鏡》治痰，燥化濕痰，用半夏、南星、蒼术等；清化熱痰，用黄芩、黄連、青黛、梔子等；温化寒痰，用南星、半夏、枳殻、陳皮等；行氣化痰，用二陳、南星、香附、青皮等；解表化痰，用羌活、防風、黄芩、白术、半夏、南星、細辛等；熄風化痰，用半夏、南星、天麻、白术、茯苓等；逐癖化痰，用蒼术、南星、半夏、白芷、川芎、枳實等；涌吐化痰法，用瓜蒂散。其論惡寒，謂有濕痰抑遏其陽氣不得外泄，脈沉緩，治宜江茶、香油、薑汁同服，吐其痰，後用通聖散去芒硝、大黄、麻黄，加四物湯。

## 三、校勘説明

《丹溪手鏡》於明天啓元年刊行，中國科學院圖書館有藏，一九八〇年冷方南、王齊南以之爲底本，參照全國中醫中心圖書館所藏鈔本，結合丹溪其他有關著作進行考證、校勘，由人民衛生出版社於一九八二年出版校點本。浙江省中醫藥研究院文獻研究室於一九八六年整理《丹溪醫集》，收録了《丹溪手鏡》一書，人民衛生出版社於一九九三年出版。

本次整理，以中國科學院圖書館所藏明天啓版爲底本，人民衛生出版社一九八二年刊本（簡稱人衛本）爲校本。由於該書部分内容與《脈因證治》相同，故以頤生堂刊本《脈因證治》等書參校。

該書部分條目只有題目没有内容的，僅於目録列出。

各卷卷題之後正文之前，均有「宛陵吴尚默以時文訂正，西吴陳乾陽潛夫父參訂，宛陵戴天眷德符父、天台林鳳翔父、括蒼王碩輔縉卿父、黔中劉汝舟載卿父、玉融林士元則允父、螺川王萬亨景和父、孝烏後學丁承祖仲德父、同邑後學龔天定孔固父同閲，赤岸裔孫朱文英藏稿」之説明，爲避繁冗，其後均省去不録，特此説明。

# 目録

# 新鐫朱丹溪先生手鏡序

吴尚默

居常每遇岐黄家抵掌醫術，輒曰丹溪朱先生《心法》，曰是會通《素》《難》之精，而折衷仲景、東垣、戴人諸家，以集其成者也。每拈一方，曰：是從先生舊方增減其間。蓋人人飲食、寒温、災祥、生死於是，而不識先生爲何地人也。丙辰，令義烏，而乃知先生義烏人也。求其書，自《心法》諸刻以外，無聞焉。

己未，兼攝吴寧，得其刻在吴寧署中，曰《丹溪纂要》，即吴寧盧子從其所刻衣鉢《薈叢》《鈎玄》諸書，删正而裁取之者也。急模數本以歸，以爲先生之真傳真印盡是矣。

辛酉之秋孟，一日課諸生於司，學博陳先生曰：聞丹溪有秘傳，在其後裔而秘不傳也。余曰：果有傳矣，安得秘之，當爲君急索之。俄而，審編於庭，而先生之裔適至，詰之，則曰：先人手授有《手鏡》《樵隱》二帙，藏之久矣，未敢示人也。越日，而即以其二書至。夫先生之書傳三百年矣，前之令兹土者，亦嘗訪而閲之矣。即余之竊禄，亦已五年所矣，而任滿將解之時，乃始聞於陳先生。以是日聞於陳先生，即以是日得於其裔。三百年而未行其書，一日而行之；五年而未得其書，一日而得之，豈先生之靈有以啓余與陳先生之靈而衍其傳乎？天下萬世之靈有以啓余與陳先生，與先生之靈而延其幾墜、廣其未盡乎？先生生於元之末，以先生之才之識，豈不能擘畫世務而一試於仕，而僅以其醫術試，而後乃顯於我太宗文皇帝之朝，則後日以醫顯，當日實以醫隱也，托之醫而浮沉身名之間者也。先生初游許文懿公門，潛心理學，得考亭之緒，故自叙其刻曰「格致餘論」。夫醫出之格致之餘，則此物此知即修正誠之真脈所衍而流也。康節先生以理衍數，雖數亦理；先生以理精醫，雖醫亦理。醫而出於理，而安得不信，今而傳後哉。

邑歷代故多豪傑君子，秦則顔烏，唐則駱中丞，宋則忠簡公、文清公，元則文獻公，昭代王、龔、樓三公，或以孝著，或以忠顯，或以節標，或以文學傳，皆表表爲一代人物，至今列俎豆而光史册，以先生之寄迹於醫，闡醫於道，方之諸君子，寧多讓焉？董是刻者，醫官丁承祖，承祖醫得先生之精，而人物亦仿佛先生云。

天啓元年冬孟之吉宛陵吴尚默拜撰

# 刻丹溪先生手鏡序

陳乾陽

丹溪先生之書，爲世所誦習，如《格致餘論》《局方發揮》《傷寒辨疑》《本草衍義補遺》等集，以列於張劉諸大家，毋或敢復置喙矣。獨《手鏡》一帙，爲先生所秘惜，左右行游，常挾與俱，不輕以示人。迄於今垂三百年，海内之急欲一見之，不啻如長桑陽慶所稱禁方而不可得，以爲殆非人間有也。不佞嘗爲言，明府吴公，乃倦得之於其後裔，神物之出，豈有其候耶？

先生之後，興廢者數矣，然皆徒秘其書，相戒毋泄，而不能有所表章，故亦時有魚豕之憾。公於是爲一一考正，而命剞劂以廣之。不佞陽獲卒業焉，其文簡質，而旨奥衍，其洞人之臟腑陰陽，而爲之劑，往往於單辭片語，輒能奇中，然大要淵源於黄帝語，非《素問》弗道也。當勝國時方行陳師文、裴宗元所定大觀二百九十七方，相率爲《局方》之學，先生獨以爲非是，泥之且殺人，棄而從事治軒岐家。言者嘗曰：

《素問》載道之書也，非吾儒不能讀。噫，先生真深於道者乎！夫《素問》以方術讀之，則亦《局方》也，以道讀之，則存乎神明。故先生爲是書，是用《素問》者也，非以《素問》泥也。今公之意，其亦曰，非善讀《素問》者，不能讀《手鏡》乎哉？不然，吾懼其爲陳、裴之續也。

天啓辛酉孟冬西吴陳乾陽題於問字軒

# 醫家源流

吴 愷

《帝王世紀》云，神農以赭鞭擊草木，審其平毒，旌其燥寒，察其畏惡，辨其臣使，釐而正之，一日之間遇七十餘毒，極含氣也。人病四百，藥三百六十有五，乃著《本草》，而醫書之原啓矣。

黄帝深慮人生夭昏凶札，上窮下際，察五氣，立五運，洞性命，紀陰陽，亟咨於岐、雷而《内經》作。自《内經》而下，藏於有司者，一百七十九家二百九部一千二百五十九卷，而後出雜著者不與焉。夫《内經》謂爲黄帝之書，雖先秦之士依仿而托之，其言質奥，而義弘深，實醫家之宗旨，猶吾儒之六經乎！

秦越人《八十一難經》繼作，蓋舉黄帝、岐伯之要旨，而推明之，亞於《内經》者也。漢張仲景本《内經》《難經》之旨，著《金匱玉函經》及《傷寒》諸論，其論六氣之所傷，最爲詳備。晋王叔和纂岐伯、華佗等書爲《脈經》，叙陰陽内外，辨三部九候，條陳十二經，洎三焦五臟六腑之病尤爲精密。二氏之書，誠千古不刊之典也。厥後，巢元方著《病源候論》，王冰撰《天元玉策》，要皆有所祖述，然元方言風寒二濕，而不著濕熱之説，冰推五運六氣之變，而患在滯而不通，此其失也。至唐孫思邈出，以絶人之識，篤濟物之仁，其列《千金方》《翼》，所以發前言啓後學，有功於醫道深矣。當時，王燾有《外臺秘要》，所言方證符證灼炙甚詳，然謂針能殺生人而不能起死人，則一偏之論也。及宋錢乙、龐安常、許叔微迭興，龐則囿於準繩尺寸之中，許則務在出奇而應變，其術皆本於仲景，惟錢深造仲景之閫奥，建爲五臟之方，各隨所宜用，謂肝有相火則有瀉而無補，腎爲真水則有補而無瀉，可謂啓《内經》之秘。惜其遺書散亡，出於閻忠孝之所集者，非乙之本真也。若大觀間，陳師文、裴宗元[一]輩所製二百九十七方，則欲以一定之方而應無窮之病，識者固知其昧於變通之道矣。金氏之有中原也，張潔古、劉守真、張子和、李明之四人者作，醫道於是乎中興。潔古治疾一切不以方，故其書不傳，其學則明之深得之。明之推内外二

〔一〕「裴宗元」：原作「裴元宗」，《太平惠民和劑局方》係陳師文、裴宗元校正，據改。

傷，尤先於治脾土，其爲法專於補，其所著《脾胃論》，誠根本之言也。子和以吐、汗、下三法，風、寒、暑、濕、燥、火六門爲醫之關鍵，其劑多峻厲，其爲法主於攻。守真論風火之病，以《内經》病機氣宜十九條著爲《原病式》，曲盡精微，其治法則與子和相出入者也。張氏一再傳，其後無聞，李氏弟子多在中州，獨劉氏傳之荆山浮圖師，師至江南，傳之宋中人羅知悌，而南方之醫皆宗之矣。及元時之言醫者，非劉氏之學弗道也。劉、李之法雖攻補不同，若會而通之、神而明之者，丹溪人也；研而精之、化而裁之者，丹溪書也。上續天潢之正派，下衍濟瀆之遠流者，兹人也，兹書也，吾不知其盡也。

天啓歲重光作噩壯月天醫日宛涇謨觴山人吴愷茂仁甫述

# 丹溪手鏡卷之上

## 評脈第一

凡男女當以左手尺脈常弱、右手尺脈常盛爲平。

脈諸按之不鼓爲虚寒。

脈諸搏手，爲寒涼或寒藥致之。

脈兩手相似而右爲甚，或責胃虚。

脈少有力，勝則似止，元氣不及。

脈諸短爲虚，諸大爲虚。

脈澀而盛大，外怕寒，證名寒中。注云：寒留於血，脈澀，故大也。

脈澀與弦而大，按之有力爲實，無力爲虚。

脈滑，關已上見爲大熱；關已下見爲大寒。注云：水并於上，從火化；火并於下，從水化。

脈沉遲，寸微滑者爲實。寸微尺緊，其人虚損，爲陰盛陽微故也。

脈小而虚，不可損氣；脈大而實，不可益氣。

兩寸短小，謂陽不足，病在下。

兩尺不見或短小，乃食塞，當吐之。

兩寸不足，求之脾胃，當從陰引陽。

兩尺脈虚爲寒，宜薑附。

兩關脈實，上不至發汗，下不至利小便。

兩關沉細，此虚也，宜温補之。

右腎屬火，補之巴戟、杜仲；左腎屬水，補之地黄、山茱萸、黄柏。

傷寒，寸脈浮滑者，有痰，宜吐。雜病，寸脈沉者，屬痰，宜吐。

凡脈有力者爲實，無力者爲虚。假令脈浮，則爲陽盛陰虚；脈沉，則爲陰盛陽虛。此有則彼無，彼有則此無。又如弦，木實、金虧、土虛也。

凡脉來者，爲陽爲氣；去者，爲陰爲血。假令來疾去遲，爲陽有餘而陰不足，故曰外實内虛，出候外，入候内。

**久新病脉**

長病脉：虛而濇、虛而滑、虛而緩、虛而弦、虛而結、浮而滑、實而滑、實而大、微而伏、細而軟，如屋漏、如雀喙、如羹上肥、如蜘蛛絲、如霹靂、如貫珠、如水淹，皆死脉也。

卒病與長病條下反者，死候。

**形脉相應**

肥人脉細欲絶者死，瘦人脉躁者死。身濇脉滑者死，身滑脉濇者死。身小脉大者死，身大脉小者死。身短脉長者死，身長脉短者死。

## 察視第二

黑氣起於耳目鼻上，漸入於口者死；白色亦然。

赤色見於耳目額上，五日死。

面青目黑，面青目黄，面青目白，面青唇黑，皆死。

面白目黑，面白目白；面赤目黄，面赤目白；面黑目白，面黑唇青，面黑目青；面黄目白，面黄目黑，面黄目赤，皆死。

張口如魚，出氣不反者死。循摸衣縫者死。無熱妄語者死。遺尿不知覺者死。爪甲青者死。爪甲肉黑者死。舌卷卵縮者死。眉傾目直者死。唇反人中滿者死。陰陽俱閉失音者死。神氣不守聲嘶者死。汗出不流者死。口臭不可近者死。目直視者死。肩息者死。齒忽黑色者死。

心絶，肩息回眄目直視者，一日死。肺絶，氣去不反，口如魚口者，三日死。骨絶，腰脊痛不可反側者，五日死。脾絶，口冷足腫脹泄者，十二日死。腎絶，大便赤澀下血，耳乾脚浮，舌腫者，六日死。筋絶，魂驚虚恐，手足爪甲青，呼罵不休者，九日死。腸絶，髮直汗出不止，不得屈伸者，六日死。肝絶，恐懼伏卧，目直面青者，八日死。又曰一日死。胃[一]絶，齒落目黄者，七日死。

**治法**

濕熱病多，相火病多，土病多。氣常有餘，血常不足。肥者，血多濕多；瘦者，氣實熱多。白者，肺氣弱，血不足；黑者，腎氣有餘。下用補相間，勞病忌寒凉。辛苦飢飽勞役疼痛，皆傷血。肺癰非吐不可。藥峻用酸收。治病先調氣，久病要開鬱。諸病尋痰火，痰火生異證。腑病責臟用，臟病責腑用。

# 五臟第三

**肝** 胃脘當心而痛，上支兩脅肝經也。膈咽不通，飲食不下，土衰病也。甚則耳鳴

[一]「胃」：原作「腎」，《丹溪手鏡·五臟絶死第六》載：「胃絶……齒落目黄。」又《脈因證治·六十九察視》亦作「胃」，據改。

眩轉，目不識人，善暴僵仆，裹急瘈戾，脅痛嘔泄，令人善怒也。虚則目無所見，耳無所聞，善恐，如人將捕之。

**心**　胸中熱，嗌乾，右胠滿，皮膚痛，寒熱咳喘，驚惑狂妄，一切血證，胸中痛，膺背肩甲間痛，兩臂痛，虚則胸腹大，脅下與腰背相引而痛。

**脾**　胕腫，骨節[一]腰脊頭頂痛，大便難，積飲痞膈，霍亂吐下，飧泄腸鳴，脾熱生虚。

**肺**　骨節内變，左[二]胠脅肋痛，寒積於中，咳逆鶩溏，心脅滿引小腹，不可反側，嗌乾，面塵脱色，丈夫㿗疝，婦人小腹痛。實則咳逆，肩背痛；虚則少氣不能報息，耳聾咽乾。

**腎**　腿腰痛，大關節不利，屈身不便，腹滿痞堅，寐汗。實則股[三]脛腫，身重，

---

〔一〕「骨節」：《脈因證治・六十六五臟證》作「骨痛，陰痹」。
〔二〕「左」：《脈因證治・六十六五臟證》作「右」。
〔三〕「股」：《脈因證治・六十六五臟證》作「腹」。

虚則胸中痛〔一〕，大小腹痛，清厥。

**怒** 爲嘔血，飧泄，胸滿脅痛，食則氣逆而不下，爲喘渴煩心，爲消癉肥氣，目盲，耳閉，筋緩。怒傷肝，爲氣逆。悲治怒。

**喜** 爲笑不休，毛革焦，陽氣不收，甚則狂，喜傷心，爲氣緩，恐治喜。

**悲** 爲陰縮筋攣，肌痹脈痿，男爲數溲，女爲血崩，酸鼻辛頞，汗則臂麻。悲傷肺，爲氣消。喜治悲。

**驚** 爲潮〔二〕涎，目睘〔三〕吐，痴癎，不省人事。驚傷心〔四〕，爲氣亂。習治驚。

**勞** 爲咽噎，喘促，嗽血唾血，腰痛，骨痿，陰痿，男小精，女不月。勞傷筋〔五〕，爲氣耗。逸治勞。

〔一〕「痛」：《脈因證治·六十六五臟證》作「滿」。
〔二〕「潮」：《脈因證治·六十七七情證》作「痰」。
〔三〕「睘」：原脱，據《脈因證治·六十七七情證》補。
〔四〕「心」：《脈因證治·六十七七情證》作「神」。
〔五〕「筋」：《脈因證治·六十七七情證》作「血」。

**思**　爲不眠好卧，昏瞀，三焦痞塞，咽喉不利，嘔苦，筋痿，目[一]淫，不嗜飲食。思傷脾，爲氣結。怒治思。

**恐**　爲破䐃脱肉，爲骨痠痿厥，爲暴下淥水，爲面熱膚急，爲陰痿，爲懼而脱頤。恐傷腎，爲氣不行。思治恐。

治血用行氣，治氣用行血。

# 汗吐下温水火刺灸八法第四

## 可汗

脈浮大可汗，問病者設利爲虚，不可汗。浮而緊可汗。

太陽病，脈浮弱[二]數者，可汗。

[一]「目」：《脈因證治・六十七七情證》作「白」。

[二]「弱」：《脈經・病可發汗證第二》作「而」。

陽明脈遲，汗出多，微惡寒，表未解，可汗。

日晡發熱如瘧，此屬陽明，脈浮虚，可汗。

下利後，身痛，清便自調，可汗。

## 不可汗

脈沉細，爲在裏。不可汗。

濡弱〔一〕，爲血氣虚。不可汗。

脈浮而緊，法當身痛，當以汗解。假令尺脈遲者，不可汗。尺遲則血少故也。

傷寒有風温、濕温二症，忌汗。見後傷寒類。

傷寒頭疼，形象中風，常微汗出，又自嘔者，心懊憹，發汗則痓〔二〕。

傷寒脈弦細，頭痛而反熱，此屬少陽，不可汗。

〔一〕「濡弱」：《脈經·病不可發汗證第一》作「微」。

〔二〕「痓」：《脈因證治·七十汗》作「痙」。

太陽與少陽并病，頭項强痛，或眩冒，心下痞堅，不可汗。

少陰病，咳而下利譫語者，此强汗之故也。

氣動一切，左右上下，不可汗。

咽中閉塞[一]，不可汗，汗之則吐血。

亡血家，不可汗，汗則寒[二]栗。

厥，不可汗，汗則聲亂咽嘶。

衄，不可汗，汗則耳聾目直。

瘡家[三]，不可汗，汗則痓。

淋，不可汗，汗則便血。

冬時發汗，則吐利。

[一]「塞」：原作「寒」，據《脈因證治·七十汗》改。

[二]「寒」：原作「虛」，據《脈因證治·七十汗》及《傷寒論》第八十七條改。

[三]「瘡家」：原作「口瘡」，據《脈因證治·七十汗》及《傷寒論·辨太陽病證并治中》改。

汗家，不可重汗，汗必恍惚，脈短者死。

下利清穀，不可汗，汗必腹脹滿。

咳而小便利，不可汗，汗之則厥逆。

諸逆發汗，劇者，言亂睛眩者死。

## 可吐

寸口脈微細，胸中痞堅，氣上衝咽喉不得息，此爲胸有寒，可吐。

病胸上諸實，胸中鬱鬱而痛，不能食，欲使人按之，而反有濁唾，下利日十餘行，脈反遲，寸口微滑，可吐。

病者手足厥冷，脈乍緊，邪結在胸中，心下滿煩，飢不能食，可吐。

傷寒，脈浮滑，可吐。

雜病，脈沉，可吐。

## 不可吐

諸四逆厥者，不可吐。

虚家，不可吐。

胸膈上有寒飲，乾嘔者，不可吐，法當温之。

## 可下

脈滑而數者，有宿食，可下。

脈雙弦遲，心下堅；脈大而緊者，陽中有陰，可下。

下利，三部脈皆平，按其心下堅者，可下。

傷寒後脈沉，爲内實，可下。

病無表裏證，發熱七八日，雖脈浮數，可下。

傷寒有熱，而小腹滿，應小便不利，今反利者，此爲血蓄，可下。

傷寒六七日，結胸實熱，脈沉緊，心下痛，按之如石，可下。

太陽中風，下利嘔逆，表解乃可攻之〔一〕。汗出，發作有時，頭痛，心下痞堅，可下。

太陽病不解，熱結膀胱，其人如狂，其血自下，可下。

陽明證〔二〕，喜忘，必有瘀血，大便雖堅，必黑，可下。

陽明證，發〔三〕熱汗出則解，復如瘧，日晡發熱，脈實，可下。

陽明證，譫語潮熱，而反不能食，必有燥屎，可下，脈滑實，可下。

陽明證，發熱汗多者，急下之。不吐而心煩者，可下。

二陽并病，太陽證罷，但發潮熱，手足汗出，大便難，譫語，可下。

少陰病，得之二三日，口燥咽乾，急下之；又六七日腹滿，不大便，可下。

少陰病，下利清水，色青者，心下必痛，口乾燥者，可下。

〔一〕「乃可攻之」：原脱，據《脈經·病可下證第七》補。

〔二〕「證」：《脈經·病可下證第七》作「病」。下三條同。

〔三〕「發」：《脈經·病可下證第七》作「煩」。

## 不可下

脈濡而弱，氣血虚，不可下。

脈浮而大，氣血虚，不可下。

尺脈弱澀者，不可下。

趺陽脈浮而數，浮傷胃，數動脾，此非本病，醫下之使然也。諸外實，不可下，下之微發熱，亡脈則厥。

諸虚不可下，下之則渴。引水者易愈，惡水者劇。動氣不可下。

咽中閉塞不可下，下之上輕下重，水漿不下，體痛，腹〔一〕下利。結胸證，其脈浮大不可下，下之則死。

太陽與陽明合病，必喘而胸滿，不可下。

太陽與少陽合病，心下痞堅，項强而眩，不可下。

〔一〕「腹」：《脈經·病不可下證第六》作「復」。

太陽病，有外證未解，或陽多者熱，不可下。

太陰病，腹滿而吐，食不下，下之則甚。

厥陰病，消渴、氣上衝，心中疼熱，飢不欲〔一〕食，甚者欲吐〔二〕，下之不肯止。

少陰病，飲食入則吐，脈弦遲，胸中寒〔三〕也，不可下。

陽明證，潮熱，有燥屎，可下；不堅，不可下。

陽明病，身合赤色者，不可下，必發熱身黄，小便不利。

陽明病，當心下堅滿，不可攻，攻之遂利不止者死，止者愈。

陽明病，自渴〔四〕，若發汗，小便自利，此爲内竭，雖堅不可攻，宜導之。

傷寒五六日，不結胸，脈虚，復厥者，不可下，下之亡血死。

傷寒嘔多，雖有陽明證，不可攻。

---

〔一〕「欲」：原脱，據《脈經·病不可下證第六》補。

〔二〕「者欲吐」：原脱，據《脈經·病不可下證第六》補。

〔三〕「寒」：《脈經·病不可下證第六》作「實」。

〔四〕「渴」：《脈經·病不可下證第六》作「汗」。

藏結，無陽證，寒而不熱，其人反静，舌上苔滑，不可下。
諸四逆厥，不可下。
病欲吐者，不可下。
下利，脈浮大，爲虚，强下之故也。設脈浮革，腸鳴，屬當歸四逆湯。

## 可温

病發熱頭痛，脈反沉，身更疼，宜温之。
下利，身痛腹滿，宜温之。脈遲緊，爲痛未欲止，宜温之。
少陰病，脈沉者，宜温之。
少陰下利，脈微澀者，即嘔，汗出，必數更衣，反小，宜温之。
自利不渴屬太陰，其臟有寒，宜温之。
下利欲食者，宜温之。

## 可水

太陽病，發汗後，若大汗出，胃中乾燥，煩不得眠，欲飲水者，少與之，愈。

厥陰病，渴欲飲水，少與之，宜服五苓散〔一〕。

霍亂，頭痛發熱，體疼熱多，欲飲水，屬五苓散。

嘔吐而病在膈上，後必思水，急與之，五〔二〕苓散。

## 不可水

發汗後，飲水多者必喘，以水灌之亦然。

大吐、大下之極虚，復極汗，與水即噦，所以然者，胃中虚冷故也。

〔一〕「少與之，宜服五苓散」：《脈經·病可水證第十五》作「與飲之即愈」。

〔二〕「五」：《脈經·病可水證第十五》作「猪」。

## 不可火〔一〕

太陽中風，或在表，或脈浮，皆不可火。若以火劫汗，而兩熱相搏，則津液枯竭。

## 可灸

少陰，得之一二日，口中和，背惡寒者，可灸。

少陰吐利，手足不逆，反〔二〕熱，脈不至，可灸。

少陰傷寒六七日，脈微，手足厥，煩躁，可灸其厥陰。不還者，死。

傷寒脈促，手足厥逆，可灸。少陰厥陰主逆。

〔一〕本條前有標題「可火」，但内容闕。據《脈經・病可火證第十七》載：「下利，穀道中痛，當温之以火，宜熬末鹽熨之。一方，炙枳實熨之。」可資參考。

〔二〕「反」：《脈經・病可灸證第十一》其下有「發」字。

諸下利，手足厥，無脈，可灸。灸之不温，反微喘者，死。可灸足大敦、陰陵泉、商丘。

## 不可灸〔一〕

微數之脈不可灸，因火爲邪。浮脈當汗不可灸，因火而盛。

〔一〕本條之後有「可刺」「不可刺」，但内容闕。可刺：《千金翼方》載傷寒宜刺證爲「太陽病，頭痛至七日，自當愈，其經竟故也。若欲作再經者，宜刺足陽明，使經不傳則愈。太陽病，初服桂枝湯，而反煩不解，宜先刺風池、風府，乃却與桂枝湯則愈。傷寒腹滿而譫語，寸口脈浮而緊者，此爲肝乘脾，名曰縱，宜刺期門。傷寒發熱，嗇嗇惡寒，其人大渴，欲飲酢漿者，其腹必滿而自汗出，小便利，其病欲解，此爲肝乘肺，名曰横，宜刺期門。陽明病，下血而譫語，此爲熱入血室，但頭汗出者，刺期門，隨其實而瀉之。太陽與少陽合病，心下痞堅，頸項强而眩，宜刺大椎、肺俞、肝俞，勿下之。婦人傷寒懷身，腹滿不得小便，加從腰以下重，如有水氣狀，懷身七月，太陰當養不養，此心氣實，宜刺寫勞宮及關元，小便利則愈。傷寒喉痹，刺手少陰穴，在腕當小指後動脈是也，針入三分補之。少陰病，下利便膿血者，宜刺」。可資參證。不可刺：《千金翼方》載傷寒忌刺證爲「大怒無刺，新内無刺，大勞無刺，大醉無刺，大飽無刺，大渴無刺，大驚無刺。無刺熇熇之熱，無刺漉漉之汗，無刺渾渾之脈，無刺病與脈相逆者」。可資參證。

# 五臟虚實第五

## 肝

**虚** 脅下堅脹，寒熱，腹滿不食，如人將捕，目暗黑花，筋攣節痛，爪枯青色，善恐，脈沉細而滑。

**實** 脅下痛，寒熱，心下堅滿，氣逆，頭暈，頸直，背强筋急，目赤，頰腫，耳聾，善怒，脈浮大而數。

**中風** 左部浮弦，中寒左關緊弦。脹水，惡血。膽主嘔汁，肝主脹。

## 心

**虚** 心腹暴痛，心膈脹滿，時唾清涎，多驚悲恍惚，少顔色，舌本强，脈浮虚。

**實** 心神煩亂，面赤，身熱，口舌生瘡，咽燥，頭痛，手心熱，衄血，喜笑，脈洪實。

**中風** 中風本位浮洪，中寒本位洪緊。小腸脹水，主宿食脹，憂思。

## 脾

**虚** 四肢不舉，飲食不化，吞酸或不下食，食則嘔吐，腹痛腸鳴，溏泄，脈沉細軟弱。

**實** 心胸煩悶，口乾身熱，頰腫，體重，腹脹寒飢，舌根腫，四肢怠惰，泄下利，脈緊急實。

**中風** 中風本位浮遲，中寒本位沉緊細。脹水，醉飽，胃主癖脹。

## 肺

**虚** 語嘶，用力棹顫，少氣不足，咽中乾，無津液，咳喘，鼻流清涕，恐怖，耳聾，脈沉緩。

**實**　胸膈滿，上氣喘逆，咽中不利，鼻赤口張，飲食無度，痰黏，肩背痛，脈不上不下。

**中風**　中風本位浮澀短，中寒本位緊澀。脹水，大腸主宿食、脹、溏泄。

## 腎

**虛**　腰背切痛，不得俯仰，足腿酸，手足冷，呼吸少氣，骨節痛，腹結痛，面黑，耳鳴，小便數，脈浮細而數。

**實**　舌燥，咽乾腫，心煩，胸膈時痛，喘嗽，小腹滿，腰强痛，體重，骨節下熱，小便黄，腹腰腫，盗汗，脹泄。

**中風**　中風本位浮滑，中寒本位沉緊而滑。冷濕，房勞，脹水。

## 膀胱

**虛**　面赤色無液，尿多，寐中不覺，小腹氣痛，攻衝腹脅。

**實** 小便不通，或澀，尿血，淋閉，莖中痛，脈沉濡滑。

### 六腑

**虚** 水穀不化，腸鳴泄利，吐逆，手足冷。

**實** 糞結，皮膚瘙癢，致厠艱難。

## 五臟絶死第六

**心絶** 肩息，回眄目直，掌腫，狂亂，心悶絶熱，一日死。心頭痛而咳不止，關節不通，身重不已，三日死。

**肝絶** 汗出如水，恐懼不安，伏卧，四肢乏力，目直如盲，面青，舌卷蒼黑，泣下，八日死。頭痛目眩，肢滿囊縮，小便不通。又云：身熱惡寒，四肢不舉，脈當弦長，今反短澀，十日死。

**脾絶** 口冷足腫，脹泄不覺，面浮黄，唇反，十二日死。色黄，體重，失便，目直視，唇反張，爪甲青，四肢節痛，吐食，脈當大緩反弦，死。

**肺絶**　口如魚口，氣出不快，唇反無紋，皮毛焦，三日死。足滿，泄利不覺，鼻孔開而黑枯，喘而目直，言音喘急短氣。

**腎絶**　大便赤澀，耳乾，下血，舌腫，足浮，齒痛，目盲，腰折，汗如水，髮無澤，面黑，腿筋痛，小便閉，兩脅脹，目盲。又云：陰縮，小便不出，出而不快。

**胃絶**　口噤唇黑，四肢重如山，不能收持，大小便自利無休，飲食不入，七日死。又舌强語澀，轉筋卵縮牽陰股痛，不食，鼓脹變水泄，不卧。又云：齒落目黄，七日死。

**小腸絶**　髮直，汗不止，不得屈伸。

**大腸絶**　泄利無度，六日死。

**筋絶**　驚恐，爪甲青，呼駡不休，九日死。

**骨絶**　腰脊痛，不可反側，腎中重，足膝腹平，五日死。

**肌絶**　口冷足腫，脹泄不知人，十二日死。

# 脈第七圖附後

**浮** 在皮膚，按之不足，舉之有餘，虛也。

人迎風邪在表　　氣口陰陽耗散

左寸因風頭痛，心昏有熱　　右寸宿食滯氣，肺風逆喘

左關因脅下滿　　右關脾食傷，胃風　**趺陽**胃滯

左尺如經　　右尺腰腫脚弱

**芤** 與浮相似，血虛也。

人迎風熱血涌　　氣口積血在胸

左寸衄血　　右寸血

關上脾胃虛熱，腸癰便血　　尺中血淋

**滑**　浮中如有力，漉漉如欲脱，與數相似，爲實，下陽氣衰。

左寸伏痰外熱　右寸

左關蓄血在肝　右關痰積　趺陽胃氣不行

左尺因邪相干，腰痛　右尺便精，遺瀝，滯下

**實**　大長〔一〕，微弦强，爲痛、嘔、風寒。

人迎風寒熱盛　氣口喘嗽上迫

左寸氣壅咽喉，胸中痛，尿血不利　右寸如經，身熱，大便秘

左關肝實血多，肋下痛　右關胃實脾虚，爲痛，爲嘔，食不消，大便不利

左尺小腹痛，小便不禁　右尺

**弦**　浮緊爲弦，爲水氣、中虚、寒癖、拘急、飲瘧。

〔一〕「大長」：《脈經·脈形狀指下秘訣第一》作「大而長」。

左寸風寒相侵，頭痛、心痛　右寸痰飲宿食
左關筋急、瘧疾、忿怒、血聚　右關胃脘寒痛
左尺如經　右尺腰痛，小腹拘急

**緊**　數如切繩，爲寒。

人迎感寒　氣口頭痛拘急
左寸心痛或虚　右寸咳嗽喘急
左關兩肋痛滿　右關胃痛，蛔
左尺如經　右尺寒濕在下焦

**洪**　與浮大相似。爲氣、熱。

人迎寒壅諸陽　氣口氣實攻搏
左寸實熱　右寸疝氣，燥結，傷食
左關風熱在肝　右關反胃，胃熱

左尺如經　　右尺熱在下焦

**微**　極細而軟，似有似無，按之欲盡，輕手乃得。一曰小，一曰薄，一曰手下快。與濇相似，爲虛。

左寸亡汗　　右寸吐血

左關肝虛少血　　右關如經

左尺如經　　右尺失氣遺泄

**沉**　爲水實，鬼疰。

左寸血實　　右寸氣實

人迎寒搏陰經　　氣口血滯而凝

左關血癖在肋下　　右關

左尺如經　　右尺腿膝疼

**緩**　浮大而軟，與遲相似，爲虚。

人迎風，虚煩，喘　　氣口怒極傷筋

左寸血虚頭痛、眩暈　　右寸肺風乘脹，如經

左關風痹，血耗，筋脈弛張　　右關風熱燥結

左尺遺瀝　　右尺如經，腎虚

**澀**　細而遲，往來難且散〔一〕，或一止復來，浮而短，又短而止，爲少血，寒濕。

左寸短氣，心血少　　右寸如經

左關如經　　右關胃氣不足，如經

左尺如經，困憊　　右尺大便難，小便數

**遲**　三至，按之牢，舉不足，按有餘，爲寒。

〔一〕「散」：原脱，據《脈經·脈形狀指下秘訣第一》補。

左寸心寒痛　　右寸咽酸

左關血澀，脅下痛　　右關如經

左尺大便難，水穀不化　　右尺如經

**伏**　至骨方得，爲實、水氣、痰飲。

人迎寒濕　　氣口積聚

左寸如經　　右寸肺痿，痰

左關驚悸，水泄　　右關如經

左尺疝瘕，冷凝在下　　右尺水穀不化

**濡**　極軟而浮細，按之無，舉之有餘，輕手乃得，與遲弱相似，爲虛。

左寸如經，陽弱惡寒，腎邪入於心　　右寸唾涎沫，飧泄，虛喘息

左關筋弱縱緩　　右關濕，虛冷

左尺小便難，虛　　右尺脚痹

**弱**　極軟而沉細，舉之無，按之乃得，爲虚、悸、熱。

左寸如經，陽虚　　右寸氣虚短

人迎風濕縱緩　　氣口筋骨弛

左關風熱入肝，血虚　　右關脾弱多泄少食，胃或客熱

左尺如經，虚　　右尺大便溏滯下

**細**　略大於微，常有但細耳，爲血氣俱虚。

人迎濕中諸經　　氣口少氣涎凝

左寸心虚勞神　　右寸氣憂傷

左關驚悸，脅痛，肝血少　　右關如經，血耗

左尺　　右尺遺泄，小便利

**數**　爲虚、熱。

人迎風壅燥盛　　氣口陰虚陽并

左關怒，血虚筋急　右關脾熱食癥
左尺如經　右尺大便難，熱在下

**動**　見關上，無頭尾，大如豆，動摇，不進不走，爲痛、虚、驚。
左寸心驚神恐　右寸寒極冷痛
左關血虚　右關脾泄爲痛
左尺真氣俱竭

**虚**　遲大而軟，按之不足，豁然空虚也。
人迎冒暑氣泄　氣口血氣走越
左寸心虚神不安　右寸肺虚邪易侵
左關肝虚血少　右關脾虚寒泄
左尺失精、漏　右尺傷暑

**促** 去來數而一止復來，皆以痰飲氣血留滯不行〔一〕。

**結** 去來緩，時一止，復來，皆積。

**革代散** 同圖。

**動** 爲恐，爲痛，爲驚，爲革。

革代散死，又革爲虛寒。

〔一〕「行」：原脱，據《三因極一病證方論・九道病脈》補。

# 脈證一覽表

| 脈＼證 | 虛 | 實 | 氣 | 血 | 風 | 寒 | 濕 | 熱 | 喘 | 滿悶 | 咳嗽 |
|---|---|---|---|---|---|---|---|---|---|---|---|
| 浮 | △ | | | | △ | | | △ | △ | △ | |
| 芤 | | | | 失血 | | | | | | | |
| 滑 | 陽虛 | | | 經閉 | | | | | | △ | △ |
| 實 | | | | | | △ | | △ | △ | △ | |
| 弦 | 勞 | | | | | △ | | | | | |
| 緊 | | | | | | △ | | | △ | △ | △ |
| 洪 | | | 實 | | | | | △ | | △ | |
| 遲 | △ | | | | | △ | | | | | |
| 緩 | 下 | | 虛 | 少 | △ | | 痹 | | | | |
| 濡 | | | 虛 | | △ | | 痹 | | | | |
| 弱 | △ | | | | △ | | | | | | |
| 澀 | | | △ | 少 | | △ | △ | | | | |
| 微 | | | 少 | 敗 | | | | | △ | | |
| 沉 | | △ | | | | △ | | | | | |
| 伏 | | | 上 | | | | | | | | |
| 細 | △ | | 虛 | 虛 | | | | | | | |
| 數 | △ | | | | | | | | | | |

續表

| 證／脈 | 下利 | 痛 | 水 | 嘔吐 | 痰飲 | 宿食 | 癖積 | 自汗 | 腸癰 | 瘧 |
|---|---|---|---|---|---|---|---|---|---|---|
| 浮 | | | △ | △ | | | | △ | | |
| 芤 | | | | | | | | 腸癰 | | |
| 滑 | △ | | | △ | 痰 | △ | | | | |
| 實 | | | | | | | | △ | | |
| 弦 | | △ | △ | | 飲 | | △ | | | △ |
| 緊 | | △ | △ | | 飲 | | | 蟲 | 緊 | |
| 洪 | | △ | △ | | | | | | | |
| 遲 | | △ | | | 飲 | | | | | |
| 緩 | △ | △ | | | | | | | | |
| 濡 | △ | | | | | | | | 濡 | |
| 弱 | | | | | | | | | | |
| 澀 | | 心 | | | | | | | △ | |
| 微 | 泄 | | | | | | | △ | △ | |
| 沉 | | | △ | | | | △ | △ | | |
| 伏 | 泄 | 疝 | △ | 霍亂 | 痰 | △ | △ | | | |
| 細 | 泄 | △ | △ | △ | | | △ | | | |
| 數 | | △ | | △ | | | | | | |

諸病

治氣用行血

氣浮大澀

表上陽
風氣受之
寒傷肺
熱傷肺
濕傷肺
痰飲氣不利生痰
勞傷損氣
七情氣逆
氣少氣短
肺虛肺氣不利
脾虛氣蔽滯
大腸氣壅
胃氣滯
腎氣化
膀胱虛則氣不化

治血用行氣

血沉小滑

裏下陰
風搏血
寒凝血
熱傷血
濕傷血
痰飲雜血
勞傷血耗
七情血死血滯
血逆血失
心血不歸經
肝無血死血
小腹血虛不和
胃血虛血死
小腸血虛不和
腎
膀胱血

高下大小體也

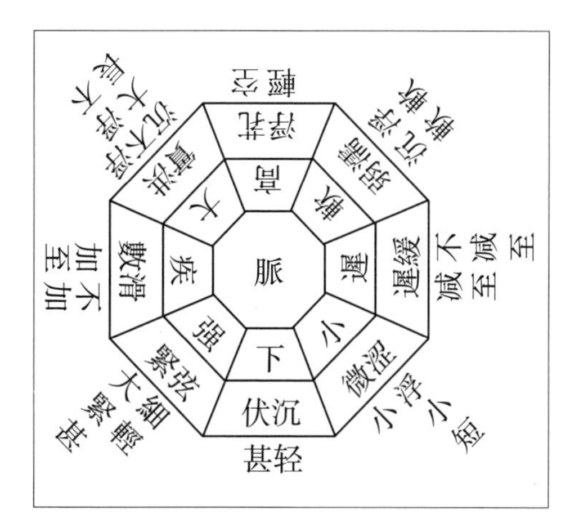


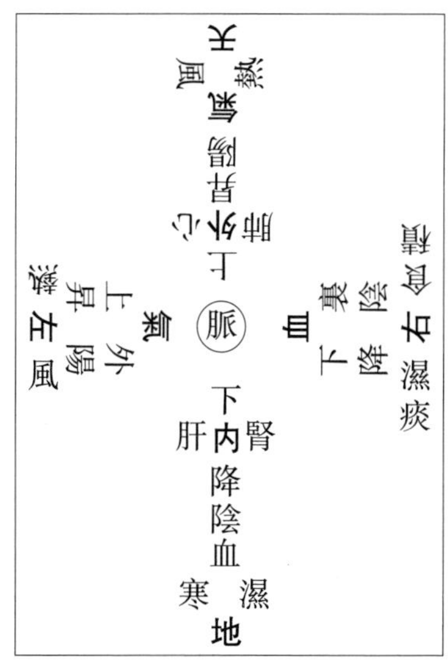

# 周身經穴第八

**中行：**後髮際五分**啞門**　五分**風府**　寸半**腦户**　寸半**强間**　寸半**後頂**　寸半**百會**　寸半**前頂**　寸半**囟會**　寸**上星**　五分**神庭**五分前髮際

**二行：**天柱髮際　玉枕寸半　絡却寸半　通天寸半　承光寸半　五處五分　曲差五分

**三行：**五分風池　腦空寸半　承靈寸半　正營寸　目窗寸　臨泣五分

**耳**

翳風：耳後陷中

角孫：耳廓開口有空

和髎：耳前兑髮下

耳門：耳前起内

上關：耳前開口有空

聽宫：耳中珠子大

下關：耳前起骨開口有空

聽會：耳微前陷中

頰車：耳下二韭大

**臍至橫骨長六寸半**

臍：寸陰交　五分氣海　五分石門　寸關元　寸中極　寸曲骨　寸半橫骨

半寸：中注　寸四滿　寸氣穴　寸大赫　寸橫骨

寸半：外陵　寸大巨　寸水道　寸歸來　寸氣衝

臍橫六寸：章門　五寸三分到維道　三寸居髎

又寸半：京門　寸八分帶脈　三寸到側脅邊五樞

**結喉至髃骬長一尺三寸**

結喉下五分天突　寸璇璣　寸華蓋　寸六分紫宫　寸六分玉堂　寸六膻中　寸六中庭

**自膺中至雲門闊六寸**

二寸：俞府　彧中　神藏　靈虚　神封　步廊

二寸：氣户　庫房　屋翳　膺窗　乳中　乳根

二寸：雲門　中府　周榮　胸鄉　天溪　食竇

**髃骬至臍中長八寸**

髃骬　五分鳩尾　寸巨闕　寸上脘　寸中脘　寸建里　寸下脘　寸水分　寸臍中

**自腹中至期門闊四寸半**

寸半：幽門　通谷　陰都　石關　商曲　肓俞

寸半：不容　承滿　梁門　關門　太乙　滑肉　天樞

寸半：期門　日月　腹哀　三寸半大橫

**横骨至内輔上廉一尺八寸**

髀外骨：環跳　中瀆

髀骨外膝上五寸：伏兔

膝上六寸：陰市

膝上三寸：箕門

魚腹上筋間股内廉：陰包

**膝上四寸股内上廉至内踝一尺六寸半**

太陽：委中　合陽膕下二寸　承筋跟上七寸　承山腿肚下分肉間　跗陽外踝上二寸

少陽：陽關犢鼻外陽陵上三寸　陽陵　陽輔外踝上四寸　懸鐘外踝上三寸

陽明：犢鼻膝臏下骭大筋罅中　三里三寸　上廉寸　豐隆外踝上三寸　下廉上廉下三寸

少陰：陰谷膝内輔骨後後大筋下小筋上屈膝取之　築賓内踝上腨分間　復溜踝上二寸

太陰：陰陵　地機膝下五寸　漏谷内踝上六寸　三陰交内踝上三寸

厥陰：曲泉膝内輔骨下曲膝横紋頭　膝關犢鼻下二寸　中都内踝上七寸

**内踝至地三寸**

太陽：崑崙外踝後　申脈外踝下　京骨大骨下

少陽：丘墟外踝如前去臨泣三寸　臨泣寸半　地五會寸　俠溪

陽明：解溪寸半　衝陽三寸　陷谷二寸　内庭

厥陰：中封内踝前寸　太衝本節後二寸　行間

太陰：商丘内踝微前　公孫本節寸　太白　大都

少陰：吕細内踝後

**肘至腕一尺二寸半**

列缺側腕上寸半　尺澤　孔最腕上七寸　經渠寸口　太淵

曲澤　郄門去腕五寸　間使三寸　内關去腕二寸　大陵

少海　靈道　通里腕後寸　神門

曲池三寸　三里寸　上廉寸　下廉　温溜腕後五寸半　偏歷腕後三寸　陽溪

四瀆肘前五寸　三陽絡寸　支溝腕後三寸　外關腕後二寸　陽池

小海　支正腕後五寸　會宗腕後三寸　陽谷

大：天府腋下三寸　俠白去肘三寸　肘

中：大陵

小：青靈去肘三寸

**肩至肘一尺七寸**

肩井肩上陷罅　肩窌肩端臑上陷中　巨骨肩端上兩丫骨中　肩髃

臑俞肩窌後大骨下甲　肩外俞肩甲上廉去脊骨二寸　肩中俞肩甲内廉去脊骨二寸

曲垣肩中央曲甲陷

**大椎下至尾骶二十一椎共長三尺**

一　　　大杼
二　附分　風門
三　魄户　肺俞
四　膏肓　厥陰
五　神堂　心俞
六　譩譆　督俞
七　膈關　膈俞
八
九　魂門　肝俞
十　陽綱　膽俞
脊中　意舍　脾俞
十二　胃倉　胃俞
十三　肓門　三焦
命門　志室　腎俞

十五　氣海
十六　大腸
十七　關元
十八　小腸
十九　胞肓
二十　中膂
二十一　白環

| 手 | 陰陽 | 起 | 止 |
| --- | --- | --- | --- |
| 太陰 | 肺 | 少商在手大指內側去爪甲韭葉大 | 中府在中部四行雲門下一寸 |
| 少陰 | 心 | 少衝手小指內廉去爪甲一韭葉大 | 極泉 |
| 厥陰 | 心胞 | 中衝在手中指內廉去爪甲韭葉大 | 天池在側腋部乳下一寸 |
| 陽明 | 大腸 | 商陽在手次指內側 | 迎香在鼻孔傍五分直陷縫中 |
| 太陽 | 小腸 | 少澤在手小指外廉去爪甲一分 | 聽宮在耳珠 |
| 少陽 | 三焦 | 關衝在手無名指端去爪甲韭葉大 | 耳門在耳前缺處 |

| 足 | 陰陽 | 起 | 止 |
| --- | --- | --- | --- |
| 太陰 | 脾 | 隱白在足大指內側端去爪甲如韭葉 | 大包在腋下六寸 |
| 厥陰 | 肝 | 大敦在足大指去爪甲一韭葉大 | 期門在乳下四寸不容旁一寸半 |
| 少陰 | 腎 | 涌泉在足底心屈足第三縫中 | 腧府在膺部一行璇璣之旁二寸，巨骨之下 |
| 陽明 | 胃 | 厲兑在足次指端去爪甲一分 | 頭維在眉上額角入髮際陷中 |
| 少陽 | 膽 | 竅陰在足第四指端去爪甲一分 | 瞳子髎在肩外尖尺處 |
| 太陽 | 膀胱 | 睛明在目內淚孔中 | 至陰在足小指外側去爪一分 |

**歌曰**

脈起少商中府上，大腸商陽迎香二，足胃厲兑頭維三，脾部隱白大包四。膀胱睛明至陰間，腎經涌泉腧府位，心包中衝天池隨，三焦關衝耳門繼。膽家竅陰瞳子髎，厥行大敦期門已，手心少衝極泉來，小腸少澤聽宫云。

# 傷寒第九

## 脈法

大浮數動滑爲陽也，沉澀弱弦微爲陰也。凡陰病見陽脈者生，凡陽病見陰脈者死。

脈浮而數，陽脈也。能食不大便者，裏實也。名曰陽結，期十七日當劇。爲陽氣固結，陰脈不得而雜之。陽結爲火，至十七日傳少陰水，當愈；水不能制火，故劇。

脈沉而遲，陰也。不能食，身體重，大便反硬，陰病也。名曰陰結，期十四日當劇。陰病見陰脈，當下利，今反硬者，是陰氣結固，陽不得而雜之。陰結屬水，至十四日傳陽明土，當愈；土不制水故劇，此病要死。

脈靄靄如車蓋者，名陽結也；大而厭厭聶聶[一]也，爲陽氣鬱結於外，不與陰雜也。

脈纍纍如循長竿者，名曰陰結也；連連强直也，爲陰氣鬱結於内，不與陽雜也。

脈瞥瞥如羹上肥者，輕浮也。陽氣微也，衰也。

脈縈縈如蜘蛛絲，縈縈惹之不利者，至細也。陽氣衰也。

脈綿綿緩而連綿。如瀉漆之狀者，前大後小也。亡其血也。

脈來緩，時一止復來，名曰結，結，陰也。陰氣勝而陽不能相續也。

脈來數，時一止復來，名曰促，促，陽也。陽氣勝而陰不能相續也。

脈三部浮沉大小遲數同等，爲陰陽和平，雖劇當愈。

脈浮而洪，邪氣勝也。身汗如油，喘而不休，正氣脱也。水漿不下，胃氣盡也。形

〔一〕「聶」：原脱，據《注解傷寒論·辨脈法第一》補。

體不仁，榮衛絶也。乍静乍亂，正邪交争。此爲命絶。

汗出髪潤，津脱也。喘而不休，氣脱也。此狀爲肺先絶也。

陽反獨留，身體大熱是血先絶，爲氣獨在。形體如煙燻，身無精華，血不榮也。直視，心經絶也。頭揺，陰絶陽無根也。此爲心先絶也。心主血。

脣吻反青，脾部見木色。四肢漐習，手足振動。此爲肝絶也。

環口黧黑，脾主口，無精華則黑。冷〔一〕汗，陽脱也。發黄，此爲脾絶也。

溲便遺屎，腎絶不能約制也。狂言，腎藏志，志不守也。目反直視，此爲腎絶也。

脈陰陽表裏也。俱緊，緊爲寒。口中氣出，脣口乾燥，陽氣漸復也。倦卧足冷，鼻中涕出，舌上苔滑，知陰獨在也。勿妄治也，自解。到七日微發熱，手足温者，陰氣已絶，陽氣得復。解矣。到八日已上，反大熱者，陰極變熱，邪氣勝正。此爲難治。設使惡寒者，必欲嘔也，寒邪發於上焦。腹内痛者，必欲利也。寒邪勝於下焦。

脈陰陽俱緊，至於吐利，其脈獨不解，緊去乃安，爲欲解矣。若脈遲至六七日，

〔一〕「冷」：《注解傷寒論·辨脈法第一》作「柔」。

不欲食，為吐利後脾胃大虛。此為脱〔一〕，水停故也，為未解。食自可者，脾胃已和，寒邪已散。為欲解。

病六七日，手足三部脈皆至，陽正勝也。大煩熱也而口噤不能言，其人躁擾者，則陰陽争勝也。此欲解也。

脈和，其人大煩，目内眦皆黄者，欲解。

脈不和者，病進。脈浮陽也而緊陰也，按之反芤虚也，此為本虚，當戰汗出而解。

脈浮而數陽也，按之不芤陽實也，不戰而汗解矣。

脈自微，邪氣弱，正氣微。此以曾經汗、吐、下亡血，内無津液，此陰陽自和，必不汗不戰而自解。

風傷陽則浮虚，寒〔二〕傷陰則牢堅沉潜。水蓄，支散也飲急弦，動陰陽相搏則為痛，數則熱煩。設有不應，知變所緣，三部不同，病各異端。

---

〔一〕「脱」：《注解傷寒論·辨脈法第一》作「晚發」。

〔二〕「寒」：原脱，據《注解傷寒論·平脈法第二》補。

人恐怖，脈形如循絲纍纍然，面白脱色者，血氣不足。

人愧，脈浮，面色乍白乍赤者，神氣怯也。

人不飲食，脈自澀，澀陰也，主亡津液。脣口乾燥也。

下利，三部無脈，冷氣在胸中，令脈不通。然尺中時一小見，脈再舉頭者，腎氣也。脾虚腎氣所以乘。若見損脈來，至爲難治。

趺陽脈滑而緊，滑者胃氣穀氣實，緊者胃〔一〕氣陰氣强，持〔二〕實擊强，痛還自傷。

寸口脈浮而大，浮爲正虚，大爲邪實。在尺爲關，邪關下焦。在寸爲格。邪格上焦。關則不得小便，格則吐逆。

趺陽脈伏而澀，伏者胃氣伏而不宣，則吐逆水穀不化；澀者，脾氣澀而不布，則食不入，名曰關格。

趺陽脈大而緊者，當即下利，爲難治。下利者脈微小，今反緊者，邪勝也。

---

〔一〕「胃」：《注解傷寒論·平脈法第二》作「脾」。

〔二〕「持」：原作「特」，據《注解傷寒論·平脈法第二》改。

寸口諸微亡陽，諸濡亡血，諸弱陰虚也發熱，諸緊爲寒。

諸寒乘虚，寒乘氣虚，抑伏陽氣。則爲厥鬱，昏也。胃不仁，强直不知人也。以胃無穀氣，脾濇不通，上下也。使口急不能言，戰，寒在表也。栗。寒在裏也。

病欠者，陰陽相引故欠和也。無病。言遲者風也，風中經絡，舌難運用。摇頭者，裏痛也；行遲者，表强也。邪中經絡也。坐而伏者，短氣也；坐而一脚下者，腰痛也。裏實護腹如卵者，心痛也。

## 傷寒證治

冬時觸冒殺厲之氣，即時爲病，名曰傷寒。寒毒藏於肌膚，伏留至春，再感乖戾之氣，名曰春温，至夏變爲暑病。春温者，至夏至以前也，脈數而大散，似太陽發熱不惡寒，同中暑煩渴不憎寒，治宜升麻葛根解肌類也；熱多，小柴胡；發渴煩躁便秘，大柴胡微利之；脈實者可下之。

陽脈浮滑，陰脈濡弱，更遇於風，變爲風温，以前熱未歇，又感於風者也，又因發汗身猶灼然，自汗喘息，切忌再汗，亦不可下及燒針類也。又云：寸尺俱浮，誤則死矣。宜葳蕤湯、知母葛根湯也。

熱病者，夏時發也，熱極重於温也，治宜寒凉解其内外之煩毒也。如頭疼惡寒身熱，脈洪盛，有汗，夏至前陽旦湯，夏至後桂枝加石膏升麻湯；無汗，夏至前後，麻黄加知母石膏湯。煩躁，大青龍湯加黄芩；大熱，梔子升麻湯。

陽脈洪數，陰脈實大，更遇温熱，變爲温毒。以前熱未已，又感温熱，以其表裏俱熱，病之最重者也。

陽脈濡弱，陰脈弦緊，更遇温氣，變爲温疫。

## 六經第十

**太陽**　發熱惡寒，頭項痛，腰背强，脈尺寸俱浮。若陽浮而陰弱，爲中風自汗；若骨節疼而喘，脈浮緊，爲中寒。或者下之太早，陽發爲結胸，陰發爲痞氣。不渴，小便清，知邪氣未入，本禁利小便。下後脈促，爲陽勝陰，故不作結胸，爲欲解。脈緊，邪傳少陰，令人咽痛。脈弦，邪傳少陽，令人脅拘急。脈細數，爲邪未傳裏而傷氣也。脈沉緊，邪傳陽明，爲裏實，必欲嘔也。脈沉滑，傳於腸胃，協熱利也。脈浮滑，爲氣勝血虚，必下血也。

**陽明** 身熱，目疼，鼻乾，不得眠，尺寸脈長，若能食，名中風。口苦咽乾，腹滿微喘，熱傳裏也。發熱惡寒，脈浮而緊。仍在表也。若下之，腹滿，小便難也；若不能食，名中寒。小便不利，寒則津液不化。手足自汗，此欲作固瘕，寒氣結積。攻其熱則噦，乃胃中虚冷故也。陽明反無汗，小便自利，二三日嘔而咳，手足厥冷，必苦頭痛。寒邪發於外也。陽明但頭眩不惡寒，風氣攻内也。能食，風也。而咳必咽痛，胃也。此風氣攻於内也。又嘔多，未入府也。雖有陽明證，不可攻，攻之〔一〕心下滿硬，邪氣消滅尚淺。不可攻，攻之利遂不止者死。正氣脱也。陽明雖汗出不惡寒，其身必重，短氣腹滿而喘，有潮熱，雖脈遲，此外欲解，可攻裏也，大便硬者，承氣主之；不硬者，不可攻之。陽明自汗，禁發汗；小便自利，禁利小便，爲重亡津液也。

**少陽** 胸脅痛而耳聾口苦，舌乾，往來寒熱而嘔，尺寸脈弦，禁下、禁汗、禁利

〔一〕「攻之」：《注解傷寒論·辨陽明病脈證并治法第八》其下有「必發熱，色黄，小便不利也」十字。

小便，治宜和解。耳聾目赤，胸滿而煩，不可吐下，吐下則悸而驚，吐則氣虛，下則血虛。邪在半表半裏故也。若脉弦細者，邪漸傳裏也，不可汗，汗之則譫語，調胃承氣湯主之。

**太陰**　腹滿咽乾而吐，食不下，自利不渴，時腹自痛，尺寸脉沉細。自利不渴，寒也，當温之，四逆也。若下之，必作痞。若頭痛，風也。四肢〔一〕風淫未入〔二〕陽微表邪少也陰澀裏和也而長陽也，以陰得陽則解。者，爲欲愈，名曰中風。脉浮者可汗，宜桂枝。太陰禁下。本太陽病，醫反下之，因而腹滿時痛表邪乘虛傳太陰也。屬太陰，桂枝加芍藥主之。大實痛者，桂枝加大黄〔四〕主之。若脉弱，其人續自便利，設當行大黄芍藥者，亦宜減之。脉弱者，胃氣尚弱易動利也。

**少陰**　口燥舌乾而渴，或口中和而惡寒，尺寸脉沉。始得之反發熱，少陰病當無

〔一〕「四肢」《注解傷寒論・辨太陰病脉證并治法第十》其下有「煩疼」二字。
〔二〕「入」：《注解傷寒論・辨太陰病脉證并治法第十》作「疾」。
〔三〕「大黄」：《注解傷寒論・辨太陰病脉證并治法第十》其下有「湯」字。

熱惡寒，反熱者，邪在表也。脈沉者，麻黄附子細辛湯汗之。若細沉數，病爲在裏，不可發汗，汗之亡陽，裏虚故也。尺弱澀，復不可下。虚也。若脈緊，緊，寒也。至七八日，傳經時也。自下利，脈暴微，寒氣得泄。手足反温，脈緊反去陽氣緩，寒氣去也。者，爲欲解，雖煩下利，必自愈。若利自止，惡寒而踡卧，寒極而陰勝也。手足温，陽氣復者，可治。若惡寒踡卧，自煩欲去衣者，亦陽氣得復也。可治。少陰中風，陽脈〔一〕微表解也。陰微裏和也。者，爲欲愈。若吐利，手足不冷，陽氣不衰。反發熱者，不死。脈不至者，灸少陰七壯。凡少陰之爲病，脈微細，但欲寐也。若脈陰陽俱緊，寒也，法當無汗。反汗出者，亡陽也，法當咽痛而復下〔二〕利。少陰病，但厥無汗熱行於内而强汗之，必動其血上出，名下厥上竭，爲難治。少陰，惡寒而踡而利，手足冷者陰極無陽不治。若吐利四逆寒甚也煩躁陽欲絶也者，不治。若利止水穀竭也而頭眩，時時自冒陽氣脱也者，死。若六七日息高生氣絶，死。治法：邪在表汗之；口中和、背惡寒與下

〔一〕「陽脈」：《注解傷寒論·辨少陰病脈證并治法第十一》作「脈陽」。

〔二〕「下」：《注解傷寒論·辨少陰病脈證并治法第十一》作「吐」。

利，當温之；若下利便膿血者，桃花湯主之；心中煩，不得卧者，黄連阿膠湯。

**厥陰**　厥陰，煩滿囊縮，尺寸脈微緩。若浮緩而囊不縮，外症又發熱惡寒似瘧者，欲愈，桂枝麻黄各半湯；若尺寸沉短者，囊必縮，毒氣入臟，承氣湯下之；若手足寒，脈細欲絶者，當歸四逆湯主之。久有寒，加茱萸、生薑。傷寒六七日，大下後，寸脈沉而遲，手足厥逆，下焦氣虚，陽氣内陷。下部脈不至，咽喉不利，唾膿血，亡津液成肺痿。泄利不止大虚也者爲難治，與麻黄升麻湯。傷寒本自寒下，邪自傳裏爲本。醫反吐下之，損傷正氣。寒格吐也爲逆，吐下，與乾薑黄芩黄連人參湯。又云：厥陰爲病，消渴，氣上衝心，心中疼熱，皆熱深矣。飢不欲食，胃虚客熱。食則吐蛔，胃中無食則動，此熱在厥陰也。下之利不止。胃虚也。若中風，脈微浮，爲欲愈，不浮爲未愈。禁下，禁汗。

## 時行疫癘第十一

時行者，春應暖而寒，夏應熱而凉，秋應凉而熱，冬應寒而濕，是以一歲之中，長幼之病俱相似也。疫者，暴厲之氣是也，治法與傷寒不同，又不可拘以日數，疫氣之行，無以脈論。

春應温，而清折之邪在肝，身熱頭疼，目眩嘔吐，長幼率似，升麻葛根解肌類也。

夏應暑，而寒折之邪在心，身熱頭疼，腹滿自利，理中湯、射干半夏桂甘湯也。

秋應凉，而熱折之邪在肺，濕熱相摶，多病黄疸，咳嗽喘急，金沸草散、白虎加蒼术；發黄，茵陳五苓。

冬應寒，而温折之邪在腎，多病咽痛，或生赤疹，喘咳攣痛，葳蕤湯、升麻葛根湯；咽痛，甘桔湯、敗毒散之類。

## 濕暍痓第十二

**濕家**　一身盡疼，發熱，身色如熏黄。又太陽病，關節疼痛而煩，濕内流也。脈沉而細，此名濕痹。其候大便反快，小便不利，頭汗，背强，寒濕相摶。反欲近火，寒濕在表。若下之早則噦而胸滿，傷動胃氣。小便不利，下後内虚也。舌上如苔，以丹田有熱，胸上〔一〕有寒，渴欲得水而不能飲，則口煩燥也。濕家下之額上汗出，微喘，小便利者死，下利不止者亦死。又有身上疼，面黄而喘，頭痛鼻塞而煩，陽也，表也。脈大，陽也。自能飲食，腹中無病，不在内也。病在頭中，内藥鼻中則愈，濕宜利小便。

**風濕** 一身盡疼，日晡熱劇風也，脈浮身重，惡風汗出，此先客濕而後感風也，治宜麻黄薏苡仁杏子甘草湯，又宜五苓散。

**濕温** 吐利，大煩大渴，冷汗，轉筋，但尺脈沉弱，手足微厥，先傷於濕，因而中暑，治宜五苓。又脛冷胸滿，頭目痛，妄言，多汗，陽脈濡弱，陰脈小急，治宜茯苓白术湯、白虎加蒼术湯。忌汗，汗之暍死。

**暍** 發熱惡寒，身重，脈弦細芤遲，小便已洒然毛聳，手足冷，勞則熱，口開，前板齒燥，白虎加參；小便不利及赤，五苓散；不惡寒，竹葉石膏湯；昏憒不省，葱餅熨法。中暍之候，自汗面垢，煩熱，脈虚，伏暑也，宜辛温散之。若病如瘧者，風暑也。

〔一〕「上」：《注解傷寒論・辨痓濕暍脈證第四》作「中」。

**痓** 狀與傷寒相似，但項背反張强硬，口噤，如發癇狀，頭摇，此太陽中風，重感寒濕而然。無汗，脈弦長勁急，名曰剛痓，爲表實感寒也，治宜葛根麻黄，便秘宜大承氣；有汗，脈遲濡弱弦細，名曰柔痓，爲表虚感濕也，治宜桂枝瓜蔞葛根湯，便秘宜大承氣，二症通用小續命。大發濕家汗，亡陽亦作痓。

## 寒熱往來第十三

往來寒熱者，日至四五套或十套也，皆正邪分争也。表也，寒熱，熱多寒少，無裏證，宜桂枝麻黄各半湯。半表半裏也，寒熱宜小柴胡，有裏證宜大柴胡。亡陽也，脈微弱，熱多寒少，不可汗，宜桂枝二越婢一湯。血少也，尺脈遲澀，熱多寒少，宜建中湯加芪。已汗已下，寒熱往來者，桂枝乾薑湯。

# 惡寒第十四

不待風而寒，雖身大熱而不欲去衣，厚衣猶言冷也，向火不能遏其寒。又云：身大熱不欲去衣，表熱裏寒也；身大寒不欲衣者，表寒裏熱也。

有虛實之别：汗出惡寒表虛也，可解肌；無汗惡寒，表實也，可汗。

有陰有陽之别：惡寒而踡，脈沉細而緊者，發於陰也，可温之；寒熱相繼者，發於陽也，可發汗。

有氣虛，因吐下、因發汗後，反惡寒，脈微弱，宜芍藥附子甘草湯。

# 背惡寒第十五

有陰盛陽盛。陰寒氣盛，陽氣不足則口中和也，處以附子湯。陽氣内陷，陰氣不足，口中乾燥，白虎加參，復津液。

## 惡風第十六

見風至則惡矣，得以居密室帳中則坦然自舒無畏，或扇或當風則淅淅然而惡矣。又云：天本無風，病人自惡，謂無風而皮毛粟起也。蓋三陽有惡風，三陰并無也。

有傷寒、中風之别：無汗傷寒，有汗中風。

有亡陽、風濕之别：發汗多，亡陽，漏汗不止，外不固也，以附子桂枝湯，温經固衛也。風濕相摶，骨節煩疼，濕勝，自汗，腠理不密，惡風也，以甘草附子湯。

## 發熱第十七

日三、四、五發者，謂之發熱。寅卯，太陽表也，桂枝、麻黄；巳午，少陽，柴胡。

熱在外也，若翕翕覆熱而不熾，即風寒怫鬱陽氣所致。

熱在内也，若火之蒸灼然而熱，即陽氣下陷入陰中，熱先自裏而表。表裏俱熱，則半表半裏也，但熱有輕於純在表者也。

不治症：

陰陽俱虚，熱不止者死。

下利熱不止者，死。

汗後復熱而脈躁疾，狂言不能食，名曰陰陽交，死。乃腎虚感邪，則陰邪與真陽交合，伏入於心包絡之間。先用三黄瀉心湯加參、附三服，和其心包。病若静，次用知母麻黄湯三服，開泄心包之邪；又次用竹葉石膏湯，復其津液。

## 潮熱第十八

一日一發，止於未申之時，屬陽明也，可下之，熱已入胃故也。

## 煩熱第十九

無時而歇，非比發熱時發時止。

煩熱與發熱，二者俱表也。

曰，病人煩熱汗出而解；又曰，發熱已解，半日許復煩，再與桂枝湯；又曰，服桂枝反煩不解，先刺風池、風府，再與桂枝。

## 汗後熱第二十

發汗不入格病不解，宜再汗，汗後再傷風寒而熱，宜再汗。

汗後温温而熱，脈弦小而數，有餘熱也，宜和解之。

汗後温温而熱，脈静身無痛處，虚熱也，宜平補之。

汗後温温而熱，或渴，或胸滿，或腹急，有裏證，脈沉數，宜下之。

# 自汗第二十一

風邪干衛，自汗表虚，脈浮而無力，桂枝和之。
暑邪干衛，中暍自汗，惡寒身熱而渴，脈虚，白虎主之。
濕邪干衛，多汗而厥，脈濡沉，此其風濕甚者，白虎加蒼术。
風濕自汗，脈弦，宜葳蕤湯，徹其熱也。
寒漸入裏，傳而爲熱，亦使自汗。
以上皆表邪未解也。
漏不止而惡風自汗亡陽，脈沉細，宜桂附湯温經，此表之虚也。
陽明發熱，其汗如雨，則胃汁内乾，急下之，下遲津液内涸，黑斑而死。
自汗脈沉數有力，宜下之。
柔痓自汗，脈沉，宜小續命，散其風邪。
霍亂自汗，脈細緊，宜四逆回陽也。

少陰病反自汗，脈沉細，宜四逆湯，補其腎也。

不治證：

汗出髮潤及如油，或大如貫珠，着身出而不流者死。

發濕温汗，名曰重暍，死。乃人素有濕，因而中暑，暑温[一]相搏。

自汗屬太陰脾經，脾之真氣隨汗而泄，復以熱藥汗之，兩熱相攻，熱旺脾脱，口不能言，而耳聾身不知痛，身青面變而死，有白虎加蒼术，救其在表裏者，可保十死一生。

## 盜汗第二十二

睡中出，曰盜汗。盜汗，邪氣在半表半裏也。睡則衛氣行於裏，乘表中陽氣不密，故自汗，覺則氣散於表，故汗止。

〔一〕「温」：疑當作「濕」。

# 頭汗第二十三

頭汗，邪熱内蓄不得越，蒸於陽經，且頭汗爲裏虚表實，玄府不開則陽氣上蒸於頭。頭汗則五臟枯乾，心包絡中空虚，至此則津液竭也。切勿下之，下之則腸胃真氣大泄，津液外亡，故曰重虚。凡頭汗忌下。

表也，頭汗，往來寒熱，宜柴胡桂枝乾薑湯。

半表半裏，頭汗，名曰陽微結，則陽氣衰而腸胃燥，大便秘結矣，宜小柴胡，次與脾約丸潤之。

又有胸脅滿微結，小便不利，嘔而渴，但頭汗，往來寒熱，及微惡寒、手足冷、大便硬，脈細，亦是也。

裏也，頭汗，名曰純陰結，不熱但煩渴，便秘不通，宜大柴胡下之。不熱者，熱在内。

熱入血室，頭汗，譫語，宜小柴胡加生地黄。

瘀熱在裏，渴而小便不利，發黄，頭汗，宜茵陳五苓散。
陽明病，心下懊憹[一]，宜梔子豆豉湯，吐其胸胃之邪也。
水結胸，頭汗，心下緊滿，宜小半夏加茯苓。
寒濕相搏，頭汗，欲得被覆向火。
陽明被火。
虚煩。
不治證：
小便不利，頭汗者死。陽脱也。濕家誤下，額上汗，微喘者死。陽脱也。

## 手足汗第二十四

手足汗，屬陽明胃。熱聚於胃，是津液傍達，必大便硬，或譫語，可下。寒中於

[一]「懊憹」：《脈因證治·十八自汗頭汗》其下有「頭汗」二字，可以互參。

胃，陽明中寒，不能食，小便不利，大便初硬後溏，不可下。

## 無汗第二十五

邪在表，無汗，六脈浮而有力。

太陽無汗，脈浮緊，宜麻黄。

陽明無汗，小便利，嘔而咳，手足厥逆。

剛痓無汗，脈弦，宜葛根湯。

邪内傳陽明，無汗，小便不利，心中懊憹，發黄。

傷寒發熱無汗，大渴，無表證，白虎加人参主之。

冬陽明無汗，脈洪實，下其熱也。大便不通，口噤胸滿者，下之。潮熱譫妄，便秘，脈沉數而洪大，下之。

太陰無汗，脈沉細，宜桂枝汗之。

少陰無汗，脈沉，宜四逆温之。

厥陰病無汗，脈微緩，宜桂枝麻黄各半湯，以和其榮衛也。
水飲内蓄而不行，則津液不足，心下滿微痛，小便不利。
亡陽無汗，陽虚則津液少，脈浮而遲，其身必癢。又云，宜桂枝麻黄各半湯。
陰陽易無汗，脈緊則陽虚，無陽作汗，宜燒裩散、鼠屎湯以和之。
不治證：
熱病脈躁盛，不得汗者，陽之極也，死。盡藥三劑，發汗不出者死。

## 頭痛第二十六

三陽俱頭痛。太陽脈浮，葛根葱白湯；少陽脈弦，柴胡湯；陽明脈長，承氣湯。
三陰無頭痛，惟厥陰脈會於巔，有頭痛、乾嘔涎沫，吴茱萸湯主之。
小便清者，熱不在裏，可發散之。
不大便者，有熱頭痛，可下之。
不治證：

真頭痛，甚入連於頭腦，而手足冷者死。

## 項强第二十七

表邪也，太陽證。痓亦項强，因太陽中風加之寒濕，宜發散之。結胸項亦强，如柔痓狀，宜大陷胸丸下之。

## 頭眩第二十八〔一〕

眩者非玄，而見其玄。眊者非毛，而見其毛。眴者，目摇動也。運者，運轉，世謂之頭旋。冒者，矇冒，世謂之昏冒。皆陽虚也。風亦頭眩。

〔一〕「頭眩第二十八」之「不治證」，内容闕。《傷寒明理論·頭眩第十三》作「諸逆發汗，劇者言亂，目眩者死，命將難全」。可供參考。又有「胸滿第二十九」「脅滿第三十」，内容皆闕，可參考《傷寒明理論·胸脅滿第十四》。

## 心下滿第三十一

虛氣上逆也，旋覆代赭石湯主之。痞與瀉心不解，渴而小便不利，爲水飲内蓄，五苓散主之。瀉心湯并治痞虛氣。

不治證：

結胸證悉具，而加之煩躁者，死。邪勝也。

臟結亦如結胸，邪結於陰也。寸脈浮而關小細沉緊，飲食如故，而陰結陽不結也。時自利，是陰乘陽虛而下也。舌上白苔滑者難治，白苔寒多也。臟結，於法當下，若無陽證寒熱，其人反静，苔滑，不可攻也，宜刺關元，小柴胡湯也。

又，病人脅下舊有痞，連在臍旁，痛引小腹入陰筋者死，積與真臟氣結也。

## 腹滿并痛第三十二

大滿大痛，或潮熱，大便不通，腹滿不減者，實也，可下之。曰陽熱爲邪者，腹滿而咽乾，方可下之。又曰，痛而不滿爲實，宜大柴胡、承氣輩下之。滿而且痛，内外表裏俱有證，宜桂枝加大黄湯，以和其内外，以上皆熱病也。

有冷痛者，痛而大便利，手足冷，惡寒，脈細，面青者，温之，四逆也。

有下寒上熱痛者，腹中痛，欲嘔吐，黄連湯主之。

腹滿不痛或時減者，爲虚。此虚寒從上下也，當温之。蓋虚氣留滯，亦爲之脹，比之實，但不堅痛爲異，宜桂枝半夏湯、小建中湯以和之。又曰，陰寒爲邪者，腹滿而吐，食不下，自利益甚，時腹自痛，屬太陰也，可温之。

**汗、吐、下後脹滿**

發汗後不解，腹滿痛者，急下之。

發汗後腹脹滿是膀胱虚也。者，厚朴生薑甘草半夏人參湯主之。此因表邪發散去津液少，胃主津液，胃虚不能宣佈諸氣，當温散之。

吐後腹滿者，邪氣不去，下傳入胃，承氣主之。

太陽病反下，因而腹滿時痛，桂枝加芍藥主之。大實痛，桂枝加大黄主之。

傷寒下後，腹脹心煩，卧不安，熱乘虚，鬱於中，氣不得上下，梔子厚朴湯主之。

## 小腹滿第三十三

謂臍下滿也。是在上而滿者，氣也；是在下而滿者，物也。小腹下，溺與血也，若從心下至小腹皆硬滿而痛者，實也，大陷胸湯下之。但小腹硬滿而痛，小便利者，蓄血之證，曰熱結膀胱，其人如狂，桃仁承氣主之。小便不利者，則是溺澀之證，此皆邪氣聚於下焦，津液血氣不行，留滯故也。

## 虚煩第三十四

謂心中鬱鬱而煩也。煩者，熱也。欲吐不吐，心中無奈。胸中煩、心煩、虚煩，三者皆邪熱傳裏。心煩喜嘔，胸中煩不喜嘔，小柴胡主之。

少陰病二三日，心中煩，不得卧，黄連阿膠湯主之。少陰病，胸滿而煩，猪膚湯主之。已上皆徹熱而和解也。如作膈實者，可瓜蒂散吐之。如不因汗、吐、下，實也，可以重劑吐之。

足陽明病，不吐不下，心煩者，實也，可下之。

又傷寒二三日，心中悸而煩者，虚也，與小建中湯補之。大抵先煩而悸者，熱也；先悸而煩者，虚也。如因吐下汗後而煩者，虚也，可以輕劑吐之，則是内陷之煩也，梔子豉湯主之，少氣者加甘草，嘔者加生薑，腹滿加厚朴。凡藥大下後，熱不去微煩，加乾薑。

## 煩躁第三十五

煩而擾，擾而煩，陽也，爲熱之輕者。煩躁，謂先煩而漸至躁也。躁爲憤躁而躁陰也，爲熱之重者；躁煩，謂先躁而後煩者也。

有不煩而躁者，佛佛然便作躁悶，此爲陰盛格陽也。雖大躁欲於泥水中卧，但飲水不得入口者是也，治宜温之。

有邪氣在表而煩躁者，太陽中風，脈浮緊，不汗煩躁，大青龍主之。曰當汗不汗，其人煩躁。

有邪氣在裏而煩躁者，不〔一〕大便六七日，繞臍痛，煩躁，發作有時，此燥屎也，可下。有火劫而煩躁。太陽病，以火熏之，大熱入胃。

有傷寒乍解，胃氣尚弱，强食過多，因而煩悶，胃脈浮洪，宜損穀。

有因虚而煩躁。陽微發汗，躁不得眠。下後復發汗，晝日煩躁不得眠，夜則安静，不渴不嘔，無表證，身無大熱，脈沉微，薑附湯主之。發汗，若下之，煩躁，病仍不去者，茯苓四逆主之。

汗、吐、下，臟腑俱虚，餘熱相協，因虚而煩，以身不疼，脈不緊不數，宜補其虚。

有陰盛而煩躁。少陰吐利，手足冷，煩躁欲死，茱萸湯主之。

不治證：

---

〔一〕「不」：原脱，據《傷寒明理論·煩躁第二十》補。

結胸證悉具，煩躁者死。
發熱下利，厥逆，躁不得卧者死。
少陰病，吐利，煩躁，四逆者死。
少陰惡寒而踡，四逆，脈不出[一]，不煩而躁者死。
少陰六七[二]日，自利，復煩躁不得卧寐者死。

## 懊憹第三十六

謂鬱悶不舒暢也，無奈也，比之煩悶而甚。由下後表邪未解，陽邪内陷，結伏於心胸之間，邪熱鬱於胸中，宜梔子豉湯吐之。

---

〔一〕「出」：《傷寒明理論·煩躁第二十》作「至」。
〔二〕「六七」：《傷寒明理論·煩躁第二十》作「五六」。

或發汗、吐、下後，及陽明病下之，其外有熱，手足温，不結胸，飢不飲食，頭汗，邪熱結於胸中，宜承氣、茵陳下之。陽明下之，胃中有燥屎，及陽明病無汗，小便不利，心〔一〕懊憹，必發黄。

# 不得眠卧第三十七

眠者，常睡熟也；不得眠者，雖睡不熟，且安静不煩也。卧者，欲睡着而復醒也；不得卧者，欲安卧而煩悶不能安也。二者皆由汗、吐、下而生。胃虚則不得眠，心虚則不得卧。汗、吐、下後不得眠，梔豉主之。日煩夜静，薑附主之。

**不眠** 少陰病，心煩不得眠，宜黄連阿膠湯。大熱，錯語不眠，宜黄連解毒湯。下利而渴不眠，宜猪苓湯利其水。吐下後，虚煩不得眠，酸棗仁湯導其熱。下後不眠同前。

〔一〕「心」：《傷寒明理論·懊憹第二十一》其下有「中」字。

**不卧** 身熱目疼，不卧有汗，宜桂枝柴胡湯；無汗，宜麻黄加白虎。誤服青龍，汗多亡陽，先與防風白术牡蠣散收其汗，次用小建中養其心血。

風温誤汗，不卧者死。

熱病餘熱入心包絡，不卧，宜知母麻黄湯小汗之，次用小柴胡烏梅梔子湯，散心經之熱。差後陰未復不卧，宜梔子烏梅湯。

## 喜眠第三十八

一忽又一忽，終日睡着沉沉不醒，惟少陰〔一〕、狐惑二證有之。乃因下利後，内熱乘虚生蟲，殺人甚急，宜桃仁湯、黄連犀角湯。

終日終夜常眠不寤，惟少陰下後，心腎虚寒，宜四逆温之。

有欲幽静而但不能眠熟，惟百合、風温二證有之。百合因汗下後，内外俱虚，氣

〔一〕「少陰」：原脱，據《類證活人書·喜眠》補。

無以守，心神不寧，汗後成者，百合知母湯；下後成者，滑石代赭湯；吐後成者，鷄子湯；不曾汗、吐、下自成者，百合地黄湯。

## 舌上苔第三十九

熱也，津液結搏爲膜在舌上。

白滑者，邪氣初傳入裏，客於胸中，梔子豉湯主之。

又陽明誤下，白苔者，同治。

半表半裏者，小柴胡湯主之。

不滑而澀，是結熱在裏，表裏俱熱，口大乾，舌上乾燥，白虎湯加參主之。

黄者熱聚入胃，可下之。

黑者熱極也，死。

不治證：

臟結白苔滑者死，其候如結胸，飲食如故，時時下利。

## 衄第四十

熱在表也，是經絡熱盛，陽氣擁重，迫血妄行，衄乃自解。忌汗。

不治證：

衄，頭汗出，身無汗，死。及汗出不至足者，死。

發衄家汗，則額上陷，脈緊急，直視不得眴，不得眠。

少陰病，但厥無汗，强汗之，因致衄者，難治，名曰下厥上竭。

## 噦第四十一

餲者，但胸喉間氣塞不得下通，然而無聲也。

噦者，吃吃然有聲也。二者皆胃受疾也。趺陽脈[一]浮爲餲，滑爲噦。餲者，胃虚，水寒相搏，宜小青龍去麻黄加附子；噦者，因大吐大下，胃虚之極也，此妄下之過，多不治。

又有熱氣擁鬱，氣不得通而成。輕者有和解之證，重者有攻下之候，非比大下後。不治證：

太陽中風，以火劫發汗，陰陽俱虚竭，身體枯煩，頭汗至頸而還，腹滿微喘，口乾咽爛，不便，譫語，至[二]噦者，死。

又，不屎，腹滿加噦者，死。

## 咳第四十二

咳，嗽也，肺主也。肺主氣，形寒飲冷則傷之，使氣上而不下，逆而不收，衝擊

〔一〕「脈」：原脱，據《傷寒明理論·噦第二十四》補。
〔二〕「至」：《傷寒明理論·噦第二十四》其上有「甚」字。

膈咽，令喉中如癢，習習如梗，治宜發散。小便利者，不可發汗，發汗則四肢厥冷。咳而發汗，踡而苦滿，腹復堅，爲逆。

肺寒而咳者，皮毛之寒，内合飲食之寒，則爲咳嗽。停飲而咳者，傷寒表不解，心下有水氣，乾嘔發熱而咳，小青龍主之，此爲水飲與表寒相合也。

又有少陰病，腹痛，小便不利，四肢沉重痛，自利，此爲有水氣，其咳者，真武主之。此爲水飲與裏寒相合也。表傳裏而咳者。

少陰病四逆，其人或咳，四逆散加乾薑、五味子主之。此爲陰邪動肺而咳也。

少陽證，其人或咳者，小柴胡去參加乾薑、五味子。此爲陽邪動肺而咳也。

不治證：

脈散者死，是心火刑於肺金也。

## 喘第四十三

喘，肺主也。謂氣逆而上行，息數氣急，張口抬肩，搖身滚肚。

有邪氣在表而喘者，心腹必濡而不堅。

太陽惡風，無汗而喘，桂枝加厚杏湯主之。

喘而汗出者，邪氣在裏也，且邪氣内攻，氣逆不利而喘，以葛根黄芩黄連湯以利之。

汗出而喘者，邪氣在表也，邪氣外盛，擁遏諸〔一〕氣不利而喘，與麻黄杏子甘草石膏以發之。

有裏證而喘者，心腹堅滿，短氣，有潮熱，此外欲解，可攻裏也。

有水氣而喘者，心下有水氣，乾嘔發熱而咳或喘，小青龍去麻黄加杏子主之。

又，水停心下則胸膈滿而喘，宜利其小便。

不治證：

直視譫語，喘滿者，死。

身汗如油，喘而不休，肺絶也，死。

〔一〕「諸」：《傷寒明理論·喘第二十六》作「使」。

因藥下之，瀉止而喘者，氣已脱也，死。

喘而噫者，死。喘而四逆者，死。喘而魚口者，死。喘而口閉面裹者，死。

## 吐嘔第四十四

吐，物出也，胃中虛冷。吐血有熱毒，宜犀角地黄湯；有虛寒，宜理中湯。嘔，有聲也。乾嘔有寒，宜薑附；有熱，宜五苓；有水氣，宜小青龍也。

有熱嘔者，嘔而發熱，少陽證具及嘔不止，心下急，鬱鬱微煩，宜大柴胡。

有寒嘔者，膈上有寒飲乾嘔者，不可吐，宜温之。嘔〔一〕涎沫，頭痛，茱萸湯主之。

有停飲嘔者，先嘔後渴，此爲欲解；先渴後嘔，爲水停心下，此屬飲家。

有胃脘有膿而嘔者，不須治，膿盡自安。

〔一〕「嘔」：《傷寒明理論·嘔吐第二十七》作「吐」。

表邪傳裏必致嘔也，陰[一]不受邪而不嘔也。嘔家用半夏以去其水，用生薑以散其逆氣。

嘔多，雖有陽明證，不可攻之，謂邪氣未收斂也。

不治證：

嘔而脈弱，小便微[二]利，身有微熱，見厥者死。此虛寒之甚也。

## 悸第四十五

悸，心忪也，惕然動而不安矣。

有停飲者，飲水多必心下悸，心火惡水，心不安也。凡治悸者，必先治飲，以水停心下，散而無所不至。浸於肺則喘咳，浸[三]於胃則噦噎，溢於皮膚則腫，漬於腸間

---

[一]「陰」：《傷寒明理論·嘔吐第二十七》其上有「三」字。

[二]「微」：《傷寒明理論·嘔吐第二十七》作「復」。

[三]「浸」：《傷寒明理論·悸第二十八》作「傳」。

則利下，可以茯苓甘草湯治之。

有氣虚者，由陽明内弱，心下空虚，正氣内動。心悸，脈代，氣血内虚也，宜炙甘草湯補之。

又傷寒二三日，心悸而煩，小建中主之。

少陰病四逆或悸，四逆加桂五分主之。

有汗下之後，正氣内虚，邪氣交擊，又甚於氣虚者也。

太陽病發汗過多，其人叉手自冒，必心下悸。

又太陽病，若下之身重，心下悸者，不可發汗。

少陽病不可吐下，吐下則悸而驚。又少陽不可汗，汗則譫語，此屬胃，胃和則愈，胃不和則煩而悸，治法宜鎮固之或化散之，皆須定其氣浮也。

## 渴第四十六

渴，熱也，在裹也。

渴小，熱小，宜五苓散；渴大，熱深，宜白虎湯。舌乾咽焦，乃腎汁乾也，可急下之。腎經上屬舌本，蓋熱入腎，水爲所爍，無以灌注咽喉，失下則舌焦而死矣。

## 振第四十七

振，謂森然若寒，聳然振動，皆虚寒也。至於欲汗之時，其人必虚，必蒸蒸而振，却發熱汗出而解，比戰爲之輕者。

下後復發汗，必振寒者，謂其表裏俱虚也。

亡血家發汗，則寒栗而振，謂其血氣俱虚也。

發汗過多亡陽，經虚不能自主持，故身爲振摇也，宜茯苓桂枝甘草白术湯。

有振振欲擗地者，真武湯主之。二者皆温經益陽、滋血助氣。

## 戰栗第四十八

戰者，身摇，外也；栗者，心戰，内也。微則振，甚則戰，又甚則栗。其人本虚，邪與正争。邪與外〔一〕正氣争則戰，邪與内〔二〕正氣争則栗。

## 四逆第四十九 厥附

四逆，四肢厥冷也。

若手足自熱而至温，自温〔三〕而至厥，傳經之邪也。治宜〔四〕四逆散，柴胡、芍藥、

〔一〕「與外」：《傷寒明理論·戰栗第三十一》作「外與」。
〔二〕「與内」：《傷寒明理論·戰栗第三十一》作「内與」。
〔三〕「温」：《傷寒明理論·四逆第三十二》作「四逆」。
〔四〕「宜」：其下原衍「寒冷」二字，據《傷寒明理論·四逆第三十二》删。

枳殻、甘草。

若始得之手足便冷[一]而不温，而陽氣不足，陽[二]經受邪，宜四逆湯温之，薑、附是也。

厥，厥冷[三]甚於四逆也。厥有陰陽氣不相順接。

先熱而後厥者，熱伏逆於内也，陽氣内陷也。

陽厥，身熱便秘，宜下之。

先厥而後熱者，陰退而陽氣得復也。

陰厥，逆冷，脈沉細，宜温之。

若始得之便厥者，則是陽氣不足，陰氣勝也，主寒多矣。

厥少熱多，其病則愈；厥多熱少，其病爲逆。至於下利，先厥後熱，利必自止，

---

〔一〕「冷」：《傷寒明理論·四逆第三十二》作「厥」。

〔二〕「陽」：《傷寒明理論·四逆第三十二》作「陰」。

〔三〕「厥冷」：《傷寒明理論·厥第三十三》作「冷也」。

陽氣得復，見厥復利，陰氣還勝，有邪結胸中，陽氣不得敷布而手足冷，當吐之，爲陰盛矣。加之惡寒而蹺，陰極也。

不治證：

少陰病，惡寒身蹺而利，手足厥冷者，不治。

又，少陰病，但厥無汗，不當發汗，强發之則真陽之氣絶，陽無所養，血上溢矣。故兩足逆冷，名曰下厥上竭。尺脈得微有，宜臍下灸千壯，服回陽輩。脈不回，人不省，死。

## 鄭聲第五十

鄭聲，乃聲轉而不正也。以身凉脈小，自利不渴而多言者，爲鄭聲，虚也，宜凉補之。

譫語，乃妄有所見而言。皆真氣昏亂、神識不清之所致，并熱在胃中，上乘於心也。有言語差謬，睡中呢喃，獨語不休，亂言，皆熱，分輕重。

有被火劫譫語者，大熱入胃中，水竭火〔一〕燥，又腹滿微喘，口乾咽爛，不便，久必譫語。

有汗出譫語者，風也，須過經可下之。若下之早，言語必亂，以表虚裏實故也。

有下利譫語者，有潮熱譫語者，皆胃中有燥屎，可下之，承氣湯。

有下血譫語者，熱入血室，當刺期門，宜小柴胡、桃仁承氣輩。

有三陽合病譫語者，腹滿身重，難以轉側，口中不仁，面垢遺屎〔二〕。

有發汗多，亡陽，譫語者，不可下，以桂枝柴胡湯和其榮衛也。

不治證：

脈短者，死。逆冷，脈沉細者，死。上氣喘滿，直視者，死。自痢下奪者，死。

〔一〕「火」：原作「水」，據《傷寒明理論·鄭聲第三十四》改。

〔二〕「屎」：《傷寒明理論·鄭聲第三十四》作「尿」。

# 短氣第五十一

短氣，乃氣急而短促，呼吸頻數而不能相續，似喘而不能摇肩，似呻吟而無痛。腹心滿脹而短氣者，裏也，實也。又短氣不足以息者，實也，十棗、陷胸也。心腹濡滿而短氣者，表也，虚也。

有水飲短氣者，食少飲多，水停心下，宜五苓。

# 摇頭第五十二

摇頭，有摇頭言者，裏痛也，痛使之然。有口噤，背反張者，痓也，風使之然。

不治證：

有形體如煙熏，頭摇直視，此心絶也，乃陰極陽無根矣，死。

## 瘈瘲第五十三

瘈瘲，瘈者，筋脈縮急也；瘲者，筋脈伸緩也。伸縮不止，俗曰發搐，并邪熱盛也。熱盛則風摶并經絡，風主動，四肢動而不寧。若以祛風滌熱治之亦有可生，若妄加灼火，或飲〔一〕發表之藥則死矣。

## 不仁第五十四

不仁，謂不柔和，不知痛癢，不知寒熱也。由氣血虛少、邪氣擁盛、正氣不能通行而致也。

〔一〕「或飲」：原脱，據《傷寒明理論·瘈瘲第三十八》補。

## 直視第五十五

直視，視物而目睛不轉動也，能轉動者非也。直視爲不治之疾，由正氣已脱，邪氣極盛也。有目中不了了，睛不和者，無表裏證，大便難，身微熱者，此内實也，可下之。

## 鬱冒第五十六

鬱冒，昏迷也。鬱則氣不舒，冒則神不清。由虚極而乘寒，如少陰病，下痢止而頭眩而冒者死，此虚極也。

## 動氣第五十七

動氣，臍傍築築然動跳也。由真臓之氣虚發動也，雖有攻裏發表之證，不可汗下。

肝内證，臍左有動氣，肺臍右，心臍上，腎臍下，并按之牢若痛，必待問而知。

## 自利第五十八

自利，有熱，腸垢也；有寒，鴨溏也；有濕毒，利膿血也。

有合病自利，太陽與陽明合病，必自利，在表也，以葛根湯發之。

太陽與少陽合病，必自利，在半表半裏也，以黄芩湯和之，嘔加半夏。

陽明與少陽合病，必自利，邪入腑也，以承氣下之。

有熱利者，不應下而下，表邪乘虚入裏，内虚協熱遂自利。又下利欲飲水者，熱也；發熱復重，泄色黄赤者，熱也。大熱内結，注泄不止，治宜寒療，結伏雖除，以寒下之。又熱則分利之。

有寒利者，自利不渴屬太陰，以臟寒故也。又小便色白，少陰病形悉俱，寒也。又惡寒脈微，自利清穀，寒也。并宜理中温之。又大寒凝内，久痢溏泄，綿歷歲年，宜熱下之。

有濕毒利，膿血，宜地榆散。

有結積利者。少陰病自利清水，心下必痛，口乾燥，必〔一〕下利，三部皆平，按之心下硬，或脈沉而滑，或不欲食而譫語，或作復年月，宜攻之、逐之。

治下利，雖有表證，不可發汗，爲邪内攻，走津液而胃虚，表之必脹滿。

不治證：

下利身凉脈小爲順，身熱脈大爲逆。

下利脈反實者，死。發熱下利至甚，厥不止者，死。直視譫語，下利者，死。手足厥冷無脈，灸之不温，脈不還者，死。少陰證自利，復煩躁不得卧寐者，死。已上皆邪擁盛，正氣下脱而死者也。

曰六腑氣厥〔二〕於外，手足寒；五臟氣絶於内，下利不禁。

又下利，右關脈弦者死，是胃虚不勝也，治以理中輩，得胃脈緩者生。

〔一〕「必」：《傷寒明理論·自利第四十三》作「與」。

〔二〕「厥」：《傷寒明理論·自利第四十三》作「絶」。

又傷寒六七日，脈遲下利而熱，當與黄芩湯徹其熱。腹中應冷當不能食，今反能食，名曰除中，死。能食者是熱，熱未去也，此脾經邪熱未去，而胃氣去矣。

## 筋惕第五十九

筋惕，跳也，肉瞤動也。

由發汗過多，津液枯少，陽氣大虚，筋肉失養。

太陽病，脈微弱，汗出惡風，不可服〔一〕青龍，服之則筋跳肉動。

又，太陽病發汗，汗出不解，仍發熱頭眩，身〔二〕動，振振欲擗地，真武主之。動氣在左右不可汗，汗則頭眩身動，治宜温經益陽。

〔一〕「服」：《傷寒明理論·筋惕肉瞤第四十四》其下有「大」字。
〔二〕「身」：《傷寒明理論·筋惕肉瞤第四十四》其下有「瞤」字。

有吐下後發汗，表裏俱虚，此又甚也。吐下後發汗，虚煩，脈甚微，八九日心下痞，脅下痛，氣上衝咽喉，眩冒，筋脈動惕，久而成痿，此逆甚也。又，太陽病發汗，復下之，膚動〔一〕胸煩，面青黄者，難治，此陽氣太虚也。若面黄手足温者，易治，此陽氣復也。

## 熱入血室第六十

熱入血室，血室乃經脈留止之處，血海也，衝脈也。男子由陽明内熱，方得而入，感則下血譫語。婦人由太陽經便得而入，則有月水適來適斷爲異。中風發熱，經水適來，熱除，脈遲，胸脅下滿如結胸狀，譫語，此乃邪留於胸脅不去，當刺期門。

〔一〕「動」：《傷寒明理論・筋惕肉瞤第四十四》作「瞤」。

中風七八日，經水適斷，寒熱有時如瘧，此乃血不行也，小柴胡散之。

傷寒發熱，經水適來，晝日明瞭，暮則譫語如見鬼，以血自下無留邪，熱隨血散，必自愈也。

## 發黄第六十一

發黄，由濕熱相交也，主在脾經。

有熱盛而黄者，身黄色如橘子，甚者染衣如柏。

陽明病無汗，小便不利，必發黄。

又頭汗，身無汗，小便不利，渴飲水漿，此爲瘀熱在裏也，茵陳湯、五苓散。

又有内熱已盛，被火者，亦發黄也。

邪風被火熱，兩陽相熏灼，其身黄也。

傷寒身黄發熱者，此外熱也，宜梔子柏皮湯以散之。

有濕黄者，身如熏黄，雖黄而色暗不明也。

傷寒發汗後，身、目爲黄者，寒濕在裹不解故也。

有蓄血下焦，身黄者，脈沉結，小腹硬，而小便自利，如狂，宜抵當湯下之。

不治證：

寸口無脈，鼻氣出冷者，死。體如煙熏，直視摇頭，爲心絶也，死。環口黎黑，柔汗發黄，爲脾絶也，死。

## 狂第六十二

狂，謂少卧不飢而自高賢也，自辨智也。曰重陽者狂，重陰者癲，由邪熱至極也，宜大下之。

又有熱在下焦膀胱，如狂而未至於狂，但卧起不安耳。

又狂見蓄血，下焦蓄血亦狂也。

不治證：

狂言，目反直視，腎絶也，死。汗出復熱，狂言，不食，爲失志，死。

# 霍亂第六十二

霍亂，謂邪在上焦則吐，邪在下焦則下利，邪在中焦，胃氣不治，爲邪所傷，陰陽乖隔，遂上吐而下利。若嘔吐而利，謂之吐利；躁擾煩亂，謂之霍亂。

傷寒吐利者，邪氣所傷也；霍亂吐利者，飲食所傷也。其有兼傷寒之邪，内外不和者，加之頭痛發熱。熱多欲飲水者，五苓散主之；寒多不欲飲水者，理中湯主之。

理中加減：臍上動者，腎氣動也，去术加桂；吐多者，去术加生薑辛散也；悸者，加茯苓以導其氣也；寒加乾薑温也；腹痛加參以補之；腹滿者，此胃虚氣壅也，去术、甘，令人滿也，加附辛以散壅。吐利止而身痛者，宜桂枝湯以和之；吐利寒熱，手足冷與下利清穀，脈微，四逆湯主之。

不治證：

乾霍亂者死，乃躁擾不安，喘脹不得吐下者也。

# 蓄血第六十四

蓄血，謂血結下焦不行也。由太陽隨經，瘀血在裏，血爲熱所搏。太陽病七八〔一〕日，表證仍在，脈微而沉，反下〔二〕結胸，其人如狂，以熱在下焦，小腹當硬滿，小便自利者，蓄血也，抵當主之。小便不利，非血蓄也，是津液内結也。

又陽明病，其人喜忘，屎雖硬，其色必黑，亦蓄血也。喜忘者，瘀血也，此又甚也。輕則桃仁承氣，重則抵當丸下之。

又，如病人無表裏證，發熱七八日，雖脈浮數者，可下之。假令已下，脈數不解，浮則傷氣，下後脈浮，是榮間熱去而衛間熱在矣；數則傷血，下後脈數，是衛間

〔一〕「七八」：《傷寒明理論・蓄血第四十九》作「六七」。
〔二〕「下」：《傷寒明理論・蓄血第四十九》作「不」。

熱去而榮間熱在矣。合熱則消穀善飢，邪熱不殺穀也。至六七日不大便者，瘀血也，抵當湯主之。

凡看傷寒，先觀兩目，次看口舌，又次以手自心下至小腹按之，如覺有滿硬者，審之、問之而治之。

## 勞復第六十五

勞復謂差後血氣未平，餘熱未盡，勞動其熱，熱還經絡復作也。脈當浮數而硬，若餘熱未除再熱者，則非勞復也。

治法非比傷寒次第，可速下之。曰大熱差後勞復者，梔子豉湯主之，若有宿食加大黄。

又曰，勞力而耳熱者，宜柴胡鱉甲散平解之。過食而熱者，宜消之。

又曰，傷寒差後更發熱者，小柴胡主之。脈浮汗之，沉實下之。

又，麥門冬湯治勞復，竹葉石膏湯治食復。

## 易第六十六即陰陽易也，以大病差後，男女相易而復作也

易，謂男女相易則爲陰陽易，不易自病謂之女勞復，以其内損真氣，外動邪熱，真虚邪盛，不可治矣。

其證身體重少氣，乃損真氣也。小腹裹急，引陰中拘攣，膝脛拘急，陰氣極也。熱上衝胸，頭重不欲舉，眼中生花。乃所易之毒氣上蒸也。

**舌卷卵縮**

舌卷卵縮，謂肝熱也。

## 目瞪第六十七

目瞪：傷寒目瞪口噤，不省人事，此中風痓，宜開關吐痰。痰退眼開，觀證治之。

傷寒過經，疾退無熱，人困不語，脈和目瞪，下虚戴陽故也。

陽毒不解，熱伏太陽，故使目瞪，六脈弦勁，漸作魚口，氣粗者死。

## 發斑第六十八

發斑，熱熾也。

舌焦黑，面赤，陽毒也，治宜陽毒升麻湯、白虎加參湯。

冬月大暖，至春發斑，陽脈浮數，陰脈實大，温毒也，治宜承氣黄連湯。

## 狐惑第六十九

狐惑，舌上白，唇青，有瘡，四肢沉重，忽忽喜眠，因失汗致之。

## 蛔厥第七十

蛔厥，臟寒也，治宜烏梅丸、理中丸。

## 兩感第七十一

兩感，一日雙傳，脈沉而大，二日沉長，三日沉弦。在裏證宜四逆湯，表證桂枝湯也。

## 咽痛第七十二

咽痛，有少陰有熱，宜黄連龍骨湯；有少陰無熱，宜四逆散；有口瘡，宜蜜漬連汁。

## 身痛第七十三

身痛，有陽，宜麻黄桂枝；有陰，宜真武；有濕，宜朮附五苓也。

## 小便不利數第七十四

小便不利數，熱宜五苓、承氣，濕宜薑附，寒熱宜柴胡桂枝乾薑湯也，數宜乾薑甘草芍藥湯、承氣類也。

## 四證類傷寒第七十五 表裏附

傷食〔一〕，右寸脈緊盛，痞滿。又，口無味液不納穀，息匀。

痰證，嘔逆頭痛，脈浮而滑，痞滿。

虚煩，不惡寒，不頭痛，身疼。

脚氣，但疾起於脚。

〔一〕「食」：《脈因證治·六傷寒》作「寒」。

## 表裏附

無表裏，至十三日後，大柴胡主之。脈數，不大便，瘀血也，抵當主之；過經不解，承氣主之。

表裏雙見，脈浮大，表也。又，煩渴，小便赤，心下痞，治宜大柴胡、桂枝湯、五苓散。

脈浮緊，咽燥，口苦，腹滿而喘，發熱汗出，不惡寒而反惡熱，治宜梔子豉湯。

脈遲弦細，裏也。又有裏證，治宜小建中、小柴胡。

誤下表未解，下之協熱利不止，宜桂枝人參湯。腹痛喘渴，見各門下。

祖按：傷寒第九至此條款，俱係傷寒變症，後有言及傷寒者，乃論雜症中參及之耳。凡治病辨得傷寒明透，則雜症皎然矣。蓋傷寒專言足六經：足太陽膀胱經、足少陽膽經、足陽明胃經、足太陰脾經、足少陰腎經、足厥陰肝經。雜症則兼及手六經：手太陽小腸經、手少陽三焦經、手陽明大腸經、手太陰肺經、手少陰心經、手厥陰心包絡。此之謂十二經配臟腑也，故分言之，以便覽者。

# 丹溪手鏡卷之中

## 傷寒方論第一

**李論**

太陽證，脈浮緊無汗，名傷寒，宜麻黄湯；脈浮緩自汗，名傷風，宜桂枝湯。

陽明證，不惡風寒，自汗，脈長，宜白虎湯；浮沉按之有力，宜大承氣湯。

少陽證，脈弦，宜柴胡湯。

太陰證同前，脈沉細，宜四逆；浮，宜桂枝湯。

少陰證，脈沉實，宜大承氣；脈細沉遲，宜四逆湯；身凉，脈沉細而虚，宜瀉心湯；身熱而煩躁，二便自利，脈浮洪無力，按之全無，宜附子瀉心湯；吐瀉不渴，脈微弱，宜理中湯；渴而脈沉有力而疾，宜五苓散；脈沉發熱當汗，宜麻黄細辛附子湯。下利青色，口燥，宜下；不渴，温之。

厥陰證，脈俱微沉實，按之有力，宜下；無力，宜温。

**劉論**

表證宜麻黄湯發之，内證之外者，麻黄細辛附子湯。漬形以爲汗，裹證依方加大黄下之。

腎外證，面黑〔一〕，脈浮，前方加薑、附。内證，泄利，後方加同〔二〕。

肝外證，面青，脈弦，前方加羌活、防風。内證，便秘淋溲，沉弦，後方加同。

心外證，面赤，脈浮〔三〕洪，前方加石膏、黄芩。内證，煩心，心痛而噦，脈沉，後方加同。

---

〔一〕「面黑」：原脱，據《脈因證治・六傷寒》補。

〔二〕「同」：《脈因證治・六傷寒》其下有「前」字。下四條皆同。

〔三〕「浮」：《脈因證治・六傷寒》作「沉」。

肺外證，面白，嚏，悲，脈浮而澀，前方加桂、薑。内證，喘咳，脈沉，後方加同。

脾外證，面黄，善噫，脈浮緩，前方加白术、防己。内證，腹滿，脈沉，後方加同。

**羌活湯** 治一切傷寒及兩感。出劉。

羌活　防風　川芎　甘草　地黄　黄芩各一兩　白术二兩　細辛二錢五分

如身熱加石膏四錢，腹滿〔一〕加芍藥三錢〔二〕，寒熱加柴胡一兩〔三〕、半夏五錢，心下痞加枳實一錢，裏證加大黄三錢，邪盡止之。

**大羌活湯** 治同上方。出李。

防風　羌活　川芎　甘草　黄芩　細辛　獨活　蒼术　防己　白术　黄連各一

〔一〕「滿」：《脈因證治·六傷寒》作「痛」。

〔二〕「錢」：《脈因證治·六傷寒》其下有「半」字。

〔三〕「兩」：《脈因證治·六傷寒》作「錢」。

錢 知母 地黄各三錢 白芷陽明加之

**雙解散** 混治。出劉、張。

春夏不服麻黄，秋冬不服桂枝。夏不服青龍，冬不服白虎。

**桂枝湯** 解肌和衛也，治太陽中風，自汗，脈浮。

桂枝君也，風淫於内，平以辛 芍藥 甘草臣也，酸收甘緩 薑 棗使也，辛散甘緩各三錢

此方，西北可常行之，惟江淮間冬春可行之。自春末夏至前用，加黄芩，謂之陽旦湯；夏至後，加芩二錢半、知母半兩、石膏一兩。若病患素虚寒，不必加減。

加芍藥一兩，治腹痛下後脈浮。

加大黄，治大實腹痛。

加附子一枚，治風濕身疼，又治汗漏不止。

加乾薑治已汗、已下，又寒熱往來。

加瓜蔞、葛根，治有汗柔痓。

加麻黄二錢、杏仁十二枚，治寒熱往來，名桂麻各半湯。

加麻黄二分、石膏三錢，治寒熱往來，脈微弱，不可汗，名桂枝二越婢一湯。
加厚朴、杏仁，治喘，惡風無汗，表也。
去芍藥，治下後脈促，胸滿。
**麻黄湯** 治寒邪。
麻黄君也，三錢，散寒 桂枝臣也，二錢，解肌 甘草佐也，一錢，寒傷榮，榮主肝，肝苦急，以甘緩之 杏仁使也，利氣，二十個
加知母一錢五分，石膏三錢，治夏至前後無汗熱病。
加杏仁五十枚，麻黄半兩，甘草二錢，石膏八錢半，治喘。
加麻黄、薏苡二錢，甘草一錢，杏仁十枚，治風濕相搏身疼。
加麻黄、細辛二錢，附子十枚，治少陽證脈沉。
加芍藥、葛根、薑、棗，治剛痓無汗，名葛根麻黄湯。
**解肌湯** 治春温，又治疫。
葛根二錢 麻黄三錢 桂枝 甘草一錢 芍藥 黄芩二錢 棗同煎
**升麻葛根湯** 治春冬時行。

升麻　葛根　甘草　芍藥各等分

又，治太陽陽明合病自利，葛根一兩，黄芩、黄連、甘草各二錢，治喘汗出裏也。又治誤下協熱利不止。

**陽毒升麻湯**　升麻二錢　犀角　射干　黄芩　人參　甘草各一錢

**大青龍湯**　治風寒兩傷，寒脈浮緊中風證，風脈浮緩傷寒證是也。

麻黄君也，六錢，散寒　桂枝臣也，二錢，祛風　甘草二錢　杏仁四十枚，甘苦助之佐麻黄也　薑　棗辛甘合之佐桂枝也　石膏使也，二錢，使榮衛之氣俱和而又專達肌表者也

右一服止，若再服汗多則亡陽也。若脈微弱、汗出惡風不可服，服之則厥逆筋惕肉瞤也。大青龍不可誤服，誤服則厥逆。

**小青龍湯**　治風寒兩傷，加之心下有水氣，乃除表裏之邪耳。

麻黄君也，發散表之風寒　芍藥　五味佐也，寒飲傷肺，咳逆而喘，以酸收肺逆也　乾薑　細辛　半夏辛熱，心下有水，津液不行則腎氣燥，以辛潤之，以熱散之

若渴者，去半夏，加瓜蔞根。渴者氣燥也，瓜蔞根苦寒潤燥也。若微利，去麻黄，加芫花。水入腸間則利下，不可攻表，芫花下水。

若噫者，去麻黄，加附子。噫者水寒與虚，麻黄非宜，附熱温氣辛散寒。

若小便不利、小腹滿，去麻黄，加茯苓。

若喘者，去麻黄，加杏仁泄逆氣。

**大承氣湯** 治邪結入胃，又治陽明少陽合病自利，治久痢、熱利、腹脹。

枳實君也，十枚，苦寒潰堅破結爲之主 大黄使 厚朴臣也，苦濕泄滿除燥 芒硝佐以治熱

**桃仁承氣湯** 治蓄血。

桃仁五十枚 桂枝 芒硝 甘草六錢 大黄一兩三錢

**大柴胡湯** 治春温。

柴胡君也 黄芩臣也 芍藥佐也，苦酸涌瀉爲陰 枳實佐也，苦寒泄實折熱也 大黄使也

半夏 薑 棗辛散甘緩

**小柴胡湯** 治春温熱多嘔，治白〔一〕苔。

〔一〕「白」：原作「曰」，據《注解傷寒論·辨陽明病脈證并治法第八》「陽明病……舌上白苔者，可與小柴胡湯」句改。

**柴胡**君也　**黄芩**臣也　**人參**　**甘草**佐也，甘平也。邪氣傳裏，裏氣則不治，甘以緩之，以扶正氣而復之　**半夏**佐也，以辛散之

若胃中熱而不嘔，去半夏、參，加瓜蔞根。不嘔無逆氣，故去半夏；人參恐助熱，亦去之；瓜蔞根苦寒，以通胸中鬱熱。若渴者，燥也，去半夏，加人參生津、瓜蔞根潤也。

若痛，中痛寒也，去黄芩，加芍藥。

若脅下痞硬，去棗，加牡蠣以鹹軟堅也。

若以心下悸，小便不利者，去黄芩，加茯苓以行水也。

若不渴，外有微熱，表也，去人參，加桂治表也。

若咳者，去人參、薑、棗，加五味子、乾薑，甘補。逆氣，故去參、棗，五味酸收，乾薑散寒也。

若熱入血室，譫語，加生地黄。

**四逆散**　治少陰四肢厥逆。

柴胡　芍藥　枳實　甘草

右爲細末，每服二錢，米飲調下。

嗽加五味子、乾薑；悸者加桂。

**梔子豉湯**　治心下懊憹，及吐汗下後，胸滿虛煩不眠；又治白苔，又治勞復。

梔子　豆豉

若下之後熱不去，加乾薑。

下後腹脹，加厚朴、枳實。

若勞復，加枳殼。

若發黃外熱，加柏皮、甘草。

若時行大熱虛煩，加生地黃、石膏、柴胡、升麻，名梔子升麻湯。

**瓜蒂散**　吐胸滿膈實。

瓜蒂苦寒　赤小豆酸苦，涌膈實　香豉苦寒，去熱

亡血家忌。

**大陷胸湯**　治胸中邪氣與陽氣相結，不得分解，壅於心下，硬痛。

甘遂君也，一字，苦寒泄熱破結　芒硝臣也，八錢，鹹寒泄熱軟堅　大黄使也

**大陷胸丸** 大黄半兩 葶藶 芒硝 杏仁七錢 甘遂丸如彈，不下再服

蜜水下一丸。

**小陷胸湯** 治前證按之痛。

黄連三錢 半夏八錢 瓜蔞仁二個

**枳實理中丸** 治無熱證結胸。

本方加枳實、茯苓。

**枳梗湯** 治胸滿不利。

桔梗 枳殼

水二鍾，煎八分服。

**瀉心湯** 治虚痞。邪留心下謂之痞，留於胸中謂之結胸。

大黄一兩 黄芩 黄連二錢半

若胸滿而軟加半夏。

若胸滿惡寒自汗，加附子。

若胸滿下之猶痞，加甘草、乾薑、人參。

以上并去大黄。

**旋覆代赭湯** 治吐汗下後，痞而噫氣不除。

旋覆花 甘草一兩 人參六錢 代赭石三錢 半夏八錢 薑 棗

**厚朴湯** 治腹脹滿。

厚朴四錢 半夏二錢 甘草 人參各五分

**十棗湯** 治痞硬引脅。

芫花 大戟 甘遂四錢 棗十個

同煎。

**茵陳湯** 治熱極發黄。

茵陳君也，苦酸寒泄熱主也 梔子臣也，苦寒入心 大黄使也

**白虎湯** 治熱甚於外，又中外俱熱，内不得泄，外不得散。

知母君也，苦寒 石膏臣也，助 甘草 粳米使也，以甘緩之

白虎爲大寒之劑，立秋後不可服，服之則噦逆成虚損矣。

治秋時行，加蒼术。

治風濕自汗，亦加蒼术。
治暍、中暑，治暍〔一〕，治白苔澀者，加人參。
**五苓散**　克伐腎邪，治發黄、霍亂，通行津液。
茯苓君也　猪苓臣也　白术佐也，脾惡寒，水飲内蓄，脾氣不治，以甘助之　澤瀉使下
也，導溺　桂辛熱，水蓄不行則腎氣燥，以辛潤之，以熱散之
**小半夏加茯苓湯**　治水結胸。
**茯苓甘草湯**　治水飲爲悸。
**理中丸**　治脾胃。
人參君也　白术臣也，脾惡濕，甘勝濕　甘草佐也，甘補　乾薑使也，辛熱，胃惡寒
若臍下築動者，腎氣動也，去白术，加桂。术甘滯氣，桂辛散腎氣。
若吐多，加生薑，去白术。术甘壅，薑散逆氣。
若下多，加术，术勝濕。

〔一〕「治暍」：疑衍。

若悸者，飲也，加茯苓。

渴欲水者，加朮生津。

腹痛，加參補之。

寒多，加乾薑。

腹滿，去朮，加附。朮令人中滿，附辛散滿。

**四逆湯** 治陰寒脈沉。

甘草君也，六錢 乾薑臣也，半兩，逐寒 附使也，一錢，温經

水二升，取四合，去滓，分二服。

**吴茱萸湯** 治厥陰頭痛，乾嘔涎沫；又治少陰煩躁，吐利四逆。

茱萸 生薑半兩 人參一錢

**真武湯** 治停飲而咳，水飲内寒相合者。又治振；又治水在心下，外帶表。

茯苓君也 白朮臣也，脾有水則不治 芍藥 生薑濕淫所勝，佐以酸辛 附子使也，散濕温經

若咳者，加五味、乾薑、細辛，水寒射肺，酸收辛散。

若小便利者，去茯苓。

若下利，去芍藥，加乾薑，酸泄辛散寒也。

嘔者，去附子，加生薑。附補氣，薑散氣也。

**建中湯** 治熱多寒少。又治血少，尺脈遲澀；治腹痛，又治虛煩，又治悸。

膠飴君也，甘温 甘草臣也 桂佐也，辛散也 芍藥佐也，酸收也，泄也 薑 棗使也，健脾胃

**脾約丸** 脾約則小便數、大便硬。約，胃强脾弱津液不布也。又曰脾日虛弱，津液約縮而不舒布也。

杏仁潤燥也 枳實散結也 芍藥酸苦泄也 厚朴散脾也 麻仁 大黄使也

**抵當湯** 治蓄血。

水蛭君也，鹹寒，鹹勝血 虻蟲臣也，苦寒，苦走血 桃仁佐也，血聚則肝氣散 大黄使也

水煎一服。

**小續命湯** 麻黄 人參 黄芩各一兩 芍藥 桂 防己 甘草 川芎 防風 附

**金沸草湯**　治咳嗽喘急。

前胡　旋覆花各一兩　半夏五錢　細辛　甘草各二錢　荆芥穗一兩半　赤茯苓六錢半

**葳蕤湯**　治冬熱病，咽痛，赤疹。又治風濕自汗。

葳蕤一錢　麻黄　白薇　羌活　杏仁　青木香　甘草各一錢半　石膏二錢半　葛根五錢　川芎一錢半

作三服。

**甘桔湯**　治咽痛。

桔梗　甘草

水煎服。

**射干半夏桂甘湯**　治腹滿自利。

**赤石脂禹餘糧湯**　治利不止，各一兩，作三服。

**黄芩湯**　治太陽少陽合病自利。

黄芩　芍藥　甘草　棗

**黄連湯**　治下寒上熱，腹痛嘔吐者。

黄連二錢　陳皮　枳實　麻黄　杏仁　厚朴　甘草　葛各一錢半

**黄連阿膠湯**　治心煩不得卧。

黄連一兩三錢　黄芩三錢　芍藥六錢　阿膠一兩　鷄子黄八分三個　先煎，後入黄柏。

右和匀，作三服。

**猪膚湯**　治少陰胸滿而煩。

猪黑皮五兩

煎至半，加蜜三，米粉二，分三。

**酸棗仁丸**　治吐下後虚煩不眠。

酸棗仁一升　甘草二錢　知母五錢　麥門冬三錢　茯苓

**桃仁湯**　治狐惑。

**黄連犀角湯**　黄連五錢　烏梅七個　木香一錢　犀角一兩。無，以升麻代

**百合知母湯**　治汗、吐、下後，寒不寒，熱不熱，行不能，坐不安也。

百合三個　知母半兩

**百合地黄湯**

壞證，謂傷寒，又感風、寒、暑、濕、火、燥，或經汗、吐、下、温針仍不解，宜知母麻黄湯、鱉甲散。

**知母麻黄湯** 知母三錢 麻黄 甘草 芍藥 黄芩 桂枝半兩

**鱉甲散** 鱉甲 升麻 前胡 黄芩 烏梅 犀角 枳實半兩 地黄一兩 甘草一錢

# 發明五味陰陽寒熱傷寒湯丸藥性第二

## 辛甘發散爲陽

桂枝辛熱，發散風寒，肥實腠理。越婢湯發越脾氣，葛根湯用爲解肌，大青龍散寒，小青龍發表，甘草湯行陽，附子湯昇陰，救逆湯解未盡表邪，牡蠣湯散經中火逆，桃核承氣散血，炙甘草湯復脈，半夏散散客寒咽痛，四逆湯救陽氣外虚。凡三十七方同用。

麻黄苦温，泄衛氣發表，通腠理解肌，疏傷寒頭疼，消赤黑斑毒，治温瘧瘴疫，開毛孔皮膚。大青龍主營衛俱病，小青龍救寒邪在表，附子湯解少陰之寒，石膏湯治汗出而喘，升麻湯發甚熱，甘草湯救表寒。凡十三方同者。

葛根甘平，主傷寒中風頭痛，開腠理發汗解肌，治太陽項强，療合病自利。半夏湯但嘔而不下利，黄連湯表未解而喘急。凡四方同用。

升麻味甘苦平，主瘟疫時行熱疾，止頭痛寒熱瘴瘧。葱白爲引，散太陽風寒，石膏爲使，止陽明齒痛。昇陽氣於至陰之下，發浮熱表實可已。

生薑辛温，主傷寒頭痛鼻塞，治咳逆痰水，温中安和胃氣，遊行諸經，仲景諸湯以發散風寒而通神明。凡二十三方同用。

葱白辛温，通上下陽氣，散風寒表邪，入太陰陽明，引衆藥發散。少陰證，面色赤者，宜加白通湯。腎苦燥者可潤。

## 酸苦涌泄爲陰

瓜蒂苦寒，有毒，吐心胸填塞，咽喉不得息，濕家頭中風寒濕，内藥鼻中即愈。

赤小豆甘酸，通氣利小便，下水，止消渴。瓜蒂散涌吐逆氣、虚煩。赤小豆湯，治黄從小便中出。

梔子苦寒，有毒，主少陰虚滿，時疾發黄。輕飄象肺，入太陰經；色赤象火，徹心中熱。梔子豉湯吐心中懊憹，厚朴湯吐心煩腹滿。凡用梔子湯舊微溏者，不可服。凡六方同用。

香豉苦甘，通關節，出汗，吐胸中塞窒。治下後心熱，與薤白同煎；治傷寒下利勞復發熱，用苦以發之。

## 寒淫所勝平以辛熱

附子辛甘大熱，有大毒，爲陽中之陽，故走而不守，入手太陽，浮中沉無所不至，非身表凉四肢厥，不可用。四逆湯散陰寒，薑附湯復陽虚；附子湯補胃，加桂枝和表；白通湯温裏，真武湯除濕。凡十六方同用。

乾薑辛温大熱，其性止而不移，屬陽，可昇可降，補下焦虚寒，温手足厥冷，同附子温裏，共甘草復陽。桃花湯補不足，理中丸止吐利，人參湯解表，陷胸丸開結。凡十七方同用。

吴茱萸辛温大熱，有小毒，入太陰厥陰之經，治陰毒下氣最速，開腠理散寒通關節和胃，仲景主食穀欲嘔，雜證治心腹絞痛。

細辛辛温，入少陰厥陰之經，主咳逆頭痛下氣，安五臟，破痰利水。小青龍行水潤燥，烏梅丸温臟散寒，四逆湯治内有久寒，附子湯温少陰之氣。凡四方同用。

## 熱淫於内治以鹹寒

大黄苦寒，名號將軍，奪壅滯，去陳垢盪滌。大承氣攻短氣腹滿而喘；小承氣微和胃氣，勿令大泄；調胃承氣治蒸蒸發熱，桃核承氣下小腹急結，陷胸湯下結熱，抵當湯逐瘀血，瀉心湯攻痞，麻仁丸潤腸。凡十四方同用。

芒硝鹹寒，伐傷寒大熱，治關節不通，利大小便，除腸胃垢，佐大黄攻實滿，同甘草陷結胸。

枳實苦酸寒，有疏通决泄之功、破結消堅之效，解傷寒痞結，除胸脅痰癖。大柴胡扶陰；四逆散散熱和胃，湯中麸炒開結，散内生宜。凡六方同用。

厚朴苦温，苦以瀉滿，温以補胃，主傷寒頭痛，散積冷逆氣。人參湯泄腹滿，麻仁丸下燥結；傷寒大滿大實，非承氣無以攻下；承氣有芒硝之峻，非枳朴無以泄氣而安胃。凡六方同用。

## 利水道分陰陽

猪苓味甘苦平，入太陰少陰之經，主傷寒温疫大熱。五苓散分利陰陽，猪苓湯通調水道。

澤瀉甘鹹性寒而沉，通小腸遺瀝，逐三焦停水，利小便不通，宣膀胱胞垢。凡三方同用。

白术甘平，利水道，有分滲之功；强脾胃，有進食之效。甘草湯利津液，五苓散潤虚燥，真武湯益脾，理中丸和胃。凡七方同用。

茯苓甘平，開胃府止渴，伐腎水消痰，止小便多，分小便澀。大棗湯伐腎，四逆湯益陰，甘草湯生津，猪苓湯利水，附子湯補陽，附子丸益脾。凡九方同用。

滑石甘寒，主傷寒身熱虚煩，通六腑九竅津液，同阿膠分滲入大腸滑竅。

## 滌虚煩止燥渴

人參甘温微寒，主虚煩吐逆，益元氣，生津液，補陽温寒退熱。白虎湯益氣，竹葉湯扶羸，四逆湯滋陰，黄連湯益胃，小柴胡湯補表裏不足，附子湯補陽弱陰勝，烏梅丸緩脾，理中湯斷利。凡十九方同用。

竹葉味苦大寒，主咳逆嘔吐，胸中煩熱，故石膏湯用以清經中餘熱。

石膏辛甘微寒，解肌發汗，徹熱除煩，入少陽主三焦皮膚大熱。入陽明療身熱、目痛、鼻乾。越婢湯發表，白虎湯除煩，大青龍解榮中寒，升麻湯清肺中熱。凡五方同用。

蕤[一]甘平，治時疾虚寒客熱，潤心肺，止渴除煩。升麻湯用以潤肺，白虎湯加之治斑。

瓜蔞根苦寒，主煩渴身熱，口燥舌乾。乾薑湯生津液，小柴胡止煩渴。

〔一〕「蕤」：疑當作「葳蕤」。

## 退寒熱交争

柴胡苦平微寒，專入少陰之經，引清氣而行陽道，去内外臟腑俱乏。小柴胡退寒熱，四逆散發表熱，大柴胡除裏熱；加芒硝退潮熱，故乾薑湯用之復津液而助陽。凡六方同用。

黄芩苦寒，養陰退陽，滋源徹熱，中枯而飄，入太陰泄肺中火；細實而堅，入少陰除心中熱；佐柴胡除往來寒熱，同半夏退表裏之邪。黄連湯主下利；瀉心湯去痞熱，以至宣泄五淋，通利關節者用之。凡十方同用。

半夏辛平，生微寒，熱〔一〕温有毒，潤無形，有形則燥，同柴胡主表虚惡寒，共黄芩退裏實發熱，入足陽明止吐，行手太陰除痰，表裏之中用此，故有半夏之稱。小青龍行水氣；大柴胡散逆氣，以至祛痰止咳、下氣消食者用之。凡十三方同用。

〔一〕「熱」：疑當作「熟」。

## 潤心肺咳逆

五味子皮肉甘酸，核中辛苦總有鹹，故云五味，强陰滌熱，逐冷止嗽。小青龍收逆氣安肺，真武湯理咳逆散水。

杏仁甘苦性温有毒，潤大腸風閉便難，解肌表時行頭痛，利胸中氣逆、心下煩熱。麻黄湯散寒，陷胸丸泄滿，大青龍發榮衛寒邪，麻仁丸潤津液不足。凡六方同用。

## 破除結硬而下血

桃仁苦平，破瘀血血閉，逐瘀血血結。桃核承氣湯下小腹結硬，抵當湯丸破下焦蓄血。

水蛭鹹苦有毒，苦走血，鹹勝血，破蓄血之證，逐惡血，消瘀血，通月經之閉。

虻蟲苦平有毒，專破瘀血。抵當湯治下焦蓄血，其人如狂者用之，或小腹滿因小便不利，而利者爲有血也，以抵當丸小可藥攻之。

## 收斂神氣以鎮驚

鉛丹辛寒，收斂神氣鎮驚，除熱下氣止利。

龍骨甘平微寒，澀可去脱，固氣，安定神志，澀腸。

牡蠣鹹寒，入少陰腎經，主榮衛虚熱，消脅下堅痞。傷寒陽氣亡脱，非龍骨牡蠣之澀，無以固之。凡四方同用。

蜀漆苦平微温，有小毒，吐胸中結氣，咳逆寒熱，故傷寒火邪錯逆，驚狂亡陽者用之。

## 陷結胸痞氣

甘遂苦甘寒，有毒，其功決水，使氣直達下十二水。大反甘草，散膀胱留熱、胸腹堅滿。陷胸湯下結胸，十棗湯泄硬滿。

葶藶大寒性沉辛苦，屬陽走泄行水，通小腸膀胱留熱，抽肺經上氣喘急。陷胸丸泄滿，澤瀉散導濕。

巴豆辛温有大毒，盪滌腸胃，宣通閉塞，破積聚留飲，下十種水氣，故三物白散寒實結胸者用之。

瓜蔞實苦寒，主胸痹，悦人面，潤心肺，止血痰。陷胸湯下結，小柴胡泄熱。

貝母辛苦平，主傷寒煩熱，心胸痞滿，故曰散下結氣，散實。

文蛤味鹹，走腎可以勝水，軟堅而能開結，故仲景散表中水□□□

## 泄水腫陰濕

芫花味辛苦，性温有小毒，主咳逆上氣，胸中痰水，故十棗湯散飲逐水。

大戟味苦甘寒，通十二水，利大小腸，故十棗湯下熱而泄水。

商陸味辛酸平，有毒，主水脹腹滿。花白者可入藥，花赤者見鬼神，故澤瀉散利小便而散水。

海藻鹹寒性沉，屬陰利水，通閉結，泄水消腫滿，同商陸散水而導濕。

蕘花酸苦微寒有小毒，主傷寒温瘧水腫堅實，小青龍治利，謂水去利自止也。

## 斷下利不止

赤石脂味甘酸辛大温，澀可去脱以收斂，益神志五臟虚之〔一〕，主腹痛腸澼下痢。禹餘糧湯止痢，桃花湯固腸。

禹餘糧甘寒，仲景治痢，在下焦用，重去怯以禁固。

白頭翁苦寒，主赤毒下痢，仲景用散熱厚腸。

秦皮苦寒，主身熱風寒濕痹，仲景治熱痢下重，故以純苦之劑堅之。

粳米味甘，益氣止煩，止泄養脾，補胃補中，象西方色白入太陰脾經。桃花湯養正氣，石膏湯益不足。

白粉，米粉也，故猪膚湯用以益氣斷痢。此非定粉化鉛所作，止可涂面，不堪入藥。

猪膚甘温，猪，水畜，其氣入腎，少陰客熱，下痢咽痛者解之。

〔一〕「之」：疑當作「乏」。

薤白辛苦性温，泄滿氣，入太陰經，性滑利，行陽明路，除寒熱，去水散結氣温中。四逆散治泄痢下重，三焦氣滯，故以引用。

## 除客噫無休

代赭石苦甘性寒，重爲鎮固之劑，其氣虚逆而上則噫，故仲景用重以鎮虚逆。旋覆花鹹甘，冷利有小毒，開結氣行痰水，逐留飲，消痰結。仲景治痞硬則氣堅，用鹹以軟之。

## 潤經益血

生地黄甘苦大寒，手太陰益陰之劑，徹腎經虚熱，導心膈虚煩，故炙甘草湯潤經而復脈。

天門冬苦平，利小便泄而不收，通腎氣冷而能補，保肺氣止嗽，徹虚熱袪痰，故升麻湯潤肺而除熱。

麥門冬甘平微寒，陽中有陰之藥，消肺中伏火傷金。治口乾煩渴，虚勞客熱。炙甘草湯益陰血，石膏湯補不足。

麻子仁甘平，足太陰手陽明要藥，汗多胃實便難，燥濕而亡津液，故脾約丸通腸潤燥，復脈湯益氣潤經。

通草辛甘，通陰竅澀而不行，消水腫閉而不去，閉澀用之，故名通草，故當歸四逆以緩陰血。

當歸甘辛性温，屬陽，可昇可降，在氣主氣，在血主血，各有所歸，故名當歸。除客血，補虚勞，滋養諸經。四逆湯益血，升麻湯補虚。凡四方同用。

## 徹熱除黄

黄連苦寒，手少陰經徹心肺間熱，厚腸胃止下利。陷胸湯泄胸中實熱，瀉心湯導心下虚熱，人參湯通寒格，白頭翁湯堅下利，烏梅丸安蛔，黄連湯降陽。凡十一方同用。

黄柏苦寒，入手少陰經，泄隱伏火，主五臟腸胃熱結。柏皮湯散熱，白頭翁湯堅利。

知母苦寒，主燥悶煩心，瀉心火清肺。白虎湯清消肺氣，升麻湯除熱凉心。

茵陳蒿苦寒，通關節，解肌熱，除黄疸，利小便。故仲景治瘀血發黄，小便不利。

連軺即連翹根，味苦寒，故赤小豆湯除熱而退黄。

生梓白皮苦寒，主目病，去三蟲。仲景治黄，故赤小豆湯降熱而散虚。

## 心煩不得眠

阿膠甘平微温，續氣入手太陰經，補血行厥陰路。主陰氣不足，泄利無休。炙甘草湯潤經益心血，猪苓湯滑竅利小便，故阿膠湯陰血不足以補之。

鷄子黄甘温，除煩熱火瘧。阿膠湯補陰血，苦酒湯緩咽痛。

## 咽痛不能言

桔梗辛苦微温有小毒，手太陰經分之藥，行胸中至高之分，止咽痛除寒熱，利咽膈定喘促。桔梗湯散寒，佐甘草除熱，甘桔相合，以調寒熱咽痛。

苦酒即醋，味酸温，助諸藥行經。苦酒湯斂咽瘡，豬膽汁湯潤便硬。

## 建中焦之虛

膠飴甘温，補虛止渴，健脾胃補中，故建中湯用以温中散寒而健脾。

甘草甘平，安和藥石，解諸藥毒，調和臟腑，神養脾胃。治五勞七傷，通九竅百脈，發散方解表，厥逆方温裏。承氣湯調胃，白虎湯清肺，柴胡湯緩中，瀉心湯導熱。中滿相反不用，内外上下中無所不至。凡四十九方同用。

大棗甘温，安中緩脾潤經，益胃補養不足，調和百藥。桂枝湯發表，附子湯除濕，十棗湯益土勝水，小青龍滋榮和衛，柴胡湯調寒熱，建中湯緩脾胃，復脈湯補不足；吴茱萸湯止嘔逆，治客噫，能補胃弱。凡二十九方同用。

芍藥味苦酸，專入太陰經，除濕益津液，緩中通五臟，止腹痛，利膀胱，赤者瀉，白者補。越婢湯益津液，甘草湯益陰血，建中湯收正氣，小青龍主氣逆，黄芩湯固胃，麻仁丸斂津液，大柴胡挾陰，真武湯除濕。下後胸滿當去，傳經腹滿宜加。凡二十一方同用。

## 安蛔蟲之厥

烏梅酸緩，主勞熱虚煩，收肺氣喘急，治下利不止，除口乾好唾，故烏梅丸以安蛔厥。

蜀椒辛温大熱，温中利關節，止利消宿食，開腠理發汗，逐寒濕通經，合和於烏梅丸中，温臟寒安蛔。

祖按：傷寒方論一章，是據古方昇降補瀉以爲主治之本，乃定局也。傷寒藥性一章，是詳品味陰陽良毒，以爲佐治加減之用，乃活機也。學人熟讀而深省焉，治傷寒無餘藴矣。

## 雜病分氣血陰陽第三

日增夜静，是陽氣病，而血不病；夜增日静，是陰血病，而氣不病。

夜静日惡寒，是陰上溢於陽；夜静日熱，是陽盛於本部；日静夜惡寒，是陰旺於本部；日夜并惡寒，是陰部太盛兼有其陽，當瀉其寒，峻補其陽。日安夜躁煩，是陽氣下陷於陰中，當瀉其陽，峻補其陰。日惡寒，夜躁煩，爲陰陽交，飲食不入，死。

陰盛格陽，目赤，煩躁不渴，或渴不欲水，脈七八至，按之不鼓，薑附主之。又傷寒二三日，身冷，額上汗，面赤心煩者亦是。

陽盛拒陰，表凉身痛，四肢冷，脈沉數而有力，承氣湯主之。

陽厥極深，或時鄭聲，指甲、面色青黑，勢困，脈附骨，取之有按之無，乃陽氣拂鬱，不能運於四肢，故身冷。先凉膈，以待心胸微暖，可承氣主之。

陰證：身重，語無聲，氣難布息，目睛不了了，口鼻氣冷，水漿不入，二便不禁，面刺〔一〕。

陽證：身輕動，語有聲，目睛了了，鼻中呼吸利，口鼻氣熱。

〔一〕「面刺」：《脈因證治·六傷寒》作「面上惡寒，有如刀刺」。

内傷：見於右手關前氣口，躁作寒已，寒作躁已，不相并，但有間，晡時必減，潮作之時神倦。

外傷：見於左手關前人迎，無間，晡時必劇，潮作之時精神有餘。

## 惡寒第四

有濕痰抑遏其陽氣，不得外泄，脈沉緩，治宜江茶、香油、薑汁同服，吐其痰；以通聖去芒硝、大黄、麻黄，加四物湯。

伏脈有熱甚而血虚，脈沉而澀，宜四物、四君子倍地黄、黄柏。

## 熱煩第五附勞

**内熱曰煩，外熱曰熱。** 脈浮大而裹虚爲虚，細小而實爲實。暴熱病在心肺，積熱病在肝腎。虚熱不食，自汗氣短，屬脾虚；實熱能食，渴，便難，屬胃實。火鬱而熱，五心熱，乃心火陷於脾；血中伏火，心神煩亂不安，宜鎮陰火；陰虚熱，酒食肉熱〔一〕。

**肺熱**　日西而甚，喘咳寒熱，輕者瀉白散，重者凉膈、白虎、地骨皮散。

**心熱**　日中甚，煩心、心痛，掌中熱而啘，以黄連瀉心湯、導赤散、安神丸。

**肝熱**　寅卯時甚，脈弦，四肢困熱，滿〔二〕、轉筋，筋痿不起，以瀉青丸、柴胡飲子。

**脾熱**　夜甚，怠惰嗜卧，以瀉黄散、調胃承氣治實熱，補中〔三〕治虚熱。

**腎熱**　如火〔四〕，因熱不任起床，以滋腎丸、六味地黄丸。

**木香金鈴子散**　治暴熱心肺上喘。

大黄五錢　金鈴子三錢　木香三錢　輕粉一錢　朴硝一錢

〔一〕「酒食肉熱」：《脈因證治・十四熱》作「用四物加柏」。
〔二〕「滿」：《脈因證治・十四熱》其下有「悶」字。
〔三〕「補中」：《脈因證治・十四熱》其下有「益氣湯」三字。
〔四〕「如火」，《脈因證治・十四熱》其上有「按至骨蒸手」五字。

柳白皮湯下三錢〔一〕。

**地黄丸**　治腎熱不能運動。

熟地八錢　茯苓　澤瀉　牡丹皮各三錢　山茱萸　山藥各四錢

蜜丸，酒下。

**柴胡飲子**　治肝熱，兩脅下肌熱，脈浮弦，寅申候者。

柴胡　人參　黄芩　甘草一兩　大黄　川歸　芍藥半兩　滑石三錢，又方三兩

**三黄丸**　治胃實熱。

**四物四君子加升柴**　治脾虚熱。

**補中益氣湯**　人參　白术　黄芪　陳皮　甘草　川歸　升麻三分　柴胡三分

水煎。

**火鬱湯**　治四肢熱，五心煩熱，因熱伏土中，抑遏陽氣。

羌活　升麻　葛根　芍藥　人參五錢　柴胡　甘草三錢　防風三錢

〔一〕「柳白皮湯下三錢」，《脈因證治·十四熱》其上有「右爲末」三字。

右葱白三寸煎。

**朱砂安神丸** 治血中伏火，心神煩亂，蒸蒸不安，兀兀欲吐。

朱砂一錢 黄連一錢半，酒炒 生地 甘草 川歸半錢

心下痞，除地黄，加大黄，并丸。

**四物補陰丸** 治陰虚。

四物湯 人參 白术 黄柏 龜版 青黛 瓜蔞

薑汁丸，治酒肉〔一〕熱。

**凉膈散** 退六經熱。

連翹 梔子 薄荷 大黄 黄芩半兩 朴硝二錢半 甘草兩半

右酒下八錢。咽不利，腫痛并涎嗽，加桔梗、荆芥；咳而嘔，加半夏；鼻衄嘔血，加歸、芎；淋閉，加滑石、茯苓；痛秘，加木香、沉香。

**六一加辰砂薄荷丸** 治表裏熱。

〔一〕「肉」：《脈因證治·十四熱》作「發」。

滑石六兩，水飛　甘草一兩

共爲末。

**朱砂凉膈丸**　治上焦虚熱，肺脘有氣如煙[一]上。

黄連　梔子一兩　人參　茯苓五錢　腦[二]五錢　朱砂三錢

蜜丸。

**黄連清膈丸**　治心肺間熱及經中熱。

麥門冬　黄芩　黄連

**當歸承氣湯**　治狂熱甚。

**四順飲子**　治血熱，日晡熱者。

**桃仁承氣湯**　治血熱，夜熱者。

潮熱者，芩連甘草湯；平旦發，陽分也，白虎加芩；日晡潮，陰分也，腎主之，

〔一〕「煙」：《脈因證治·十四熱》其下有「搶」字。

〔二〕「腦」：《脈因證治·十四熱》其下有「子」字。

用滋腎丸。辰戌時加羌活，午間加黄連，未時石膏，申時柴胡，酉時升麻，夜間當歸，有寒加四君子。平旦熱，屬肺；日晡熱，腎主之。

**五蒸湯** 治蒸勞。

人參 知母 黄芩錢 石膏二錢 甘草五分 地黄 竹葉 葛根 茯苓錢半 粳米

以小麥煮水煎，隨虚實加減。實熱加芩、連、柏、大黄；虚熱加秦艽、柴胡、烏梅、蛤蚧、青蒿、牡丹皮、鱉甲、小麥。

肺：鼻乾。烏梅、天門冬、麥門冬、柴胡、紫菀。大腸：右鼻孔乾痛。大黄、芒硝。皮：〔一〕舌白唾血。石膏、桑白皮。氣：身熱喘促鼻乾。人參、梔子、黄芩、石膏。膚：〔二〕昏昧嗜卧。牡丹皮。

心：舌乾。黄連、地黄。小腸：下唇焦。地黄、赤茯苓、木通。脈：唾白，脈不調。歸、生地黄。血：髮焦。地黄、當歸、桂、童便。

〔一〕「皮」：原脱，據《脈因證治·十三勞》補。

〔二〕「膚」：原脱，據《脈因證治·十三勞》補。

脾：唇焦。芍藥、木瓜、苦參。胃：舌下痛。石膏、粳米、大黄、芒硝、葛根。內〔一〕食無味而嘔，煩躁不安，芍藥。肝：眼黑。川芎、川歸、前胡。膽：眼白。柴胡、瓜蔞。筋：甲焦。川芎、當歸。三焦：乍寒乍熱。石膏、竹葉。腎：二耳焦。石膏、知母、地黄、寒水石。膀胱：左耳焦。澤瀉、茯苓、滑石。腦：頭眩熱悶。地黄、防風、羌活。髓：骨中熱。地黄、當歸、天門冬。骨：齒黑，腰痛，足逆。當歸、地骨皮、牡丹皮、鱉甲、地黄。肉：肢細趺腫，腑臟俱熱。石膏、黄柏。胞：小便赤黄。澤瀉、茯苓、滑石、沉香、生地黄。

**參歸散** 治骨蒸勞。

人參 柴胡同川歸炒 鱉甲麥芽湯浸七日 秦艽 川歸同柴胡炒 川常山酒浸三日 甘草 前胡半兩 茯苓七錢半 地骨皮 北知母炒 烏梅二個

煎服。

〔一〕「內」：《脈因證治·十三勞》作「肉」。

**牛膝丸** 治腎肝損，骨痿筋緩不能收持。亦治腰痛。

萆薢炒 蓯蓉酒浸 菟絲子酒浸 牛膝酒浸，治腎 杜仲炒 蒺藜治肝。等分 桂一錢半

右以酒煮猪腰子，丸，酒下。

脾胃虛，四君子主之。

肝乘之，脅痛，口苦，寒熱而嘔，四肢滿，淋溲便難，轉筋腹痛，宜用柴胡、防風、川芎、獨活、羌活、芍藥、白术、桂。

心乘之，宜黄芩、黄連、黄柏、芍藥、地黄、石膏、知母。

肺受病，咳嗽寒熱，懶語嗜卧，短氣，宜補中益氣。

水浸侮，作涎清涕，冷泄，肩胛腰脊痛，宜薑、附、桂。

諸病能發熱，風寒、水濕、火燥、七情，皆能熱也。

五心煩熱：小腸熱、心虛熱、日晡熱女疸、胸中煩熱、肝中寒、足下熱酒疸。

## 疸第六

疸有酒疸、女勞疸、女疸，日晡熱、足下熱，皆濕熱爲之。有穀疸、酒疸、黄汗，前治相同，宜五苓散、茵陳湯下。

不治證：

女疸其症額黑，日晡熱，小腹急，足下熱，便黑時溏，此大熱交接入水，腎虚流濕於脾也。脈寸口無脈，口鼻氣冷者死。

## 瘧第七

瘧脈弦數者多熱，又風痰也。弦遲者多寒。風宜汗之，寒宜温之，痰宜吐之。弦小緊者可下之，緊數者可汗之灸之，浮大者可吐之。

太陽經謂之風瘧[一]，宜汗；陽明經謂之熱瘧，宜下；少陽謂之風熱，宜和解之。三陽經謂之温瘧，宜從太陰論之。

不可早截。寒之不久，腎之虚；熱之不久，心之虚。截之早，其邪不盡，正氣愈勝矣。當先服小柴胡一二帖，扶正散邪，方可截。夜間發者屬陰，加升麻、桔梗開提之，至於陽分截。

**補發丹** 治久瘧，痰邪相合者，帶虚。

小柴胡 二陳湯 蒼术 葛根 常山

虚加人參、白术。

**老瘧丹** 治風水[二]入陰，在臟用[三]氣血，間日發。

川芎 台芎[四] 白芷 蒼术 桃仁 紅花 川歸 白术 黄柏 甘草

〔一〕「瘧」：原脱，據《脈因證治·十一瘧》補。下文「熱瘧」中「瘧」字亦同。
〔二〕「水」：《脈因證治·十一瘧》作「暑」。
〔三〕「用」：《脈因證治·十一瘧》作「礙」。
〔四〕「台芎」：《脈因證治·十一瘧》中「老瘧丹」無。

**露星月飲**〔一〕。

**常山飲**

**黎蘆散**

## 中暑第八

中暑脈虚身熱，頭痛惡熱，躁熱大渴，自汗，怠惰嗜卧，四肢不收，精神不足，兩脚痿弱，煩躁，狀如傷寒。辛苦之人，動而火勝，熱傷氣也，脈洪而大，白虎加參主之；安佚之人，静而濕勝，頭痛惡寒，拘急支節疼，大熱無汗，火勝金位，脈沉而實，白虎加蒼术主之。

陰勝陽之極，甚則傳腎肝，爲痿厥，清暑益氣湯主之，虚也。

**黄連香薷飲**　治暑身熱。挾痰加半夏，虚加參、芪。

〔一〕「露星月飲」：《脈因證治·十一瘧》作「右水煎，露一宿，次早服之」。

**清暑益氣湯** 治暑傷金虚甚。

**五苓散**

不治證：

四日之外，譫語、口乾、潮熱、失視、失溲者死。

## 厥第九

脈沉微而不數，謂之寒厥，乃縱欲於秋冬，陽奪於内，精氣下溢，陽衰陰氣獨行。

脈沉[一]數，謂之熱厥，乃醉飽入房，陰氣虚，陽氣入，腎氣衰，陽獨勝。

氣虚，四君子主之。

血虚，四物主之。

[一]「脈沉」：《脈因證治·五厥》其下有「伏而」二字。

熱，用承氣下之。

痰，用白术、竹瀝。

## 痿第十

由腎衰水不能制火，火削肺金則生痿躄不能用，因色欲之過，宜降火補虚。

**清暑益氣湯**　治肺被火爍成痿。

黄芪一錢　人參五分　甘草三分。以上補氣虚　白术　蒼术　澤瀉除濕　麻　黄芩

葛根解肌熱，風勝濕也　五味　麥冬救被金侮　川歸　陳皮　知母補水　青皮　黄柏

**建步丸**　治濕熱成痿。

羌活　防風　柴胡　滑石　甘草　蔞根　澤瀉半兩　防己一兩，酒製　苦參酒〔一〕

川烏　桂一錢

〔一〕「酒」：《脈因證治・四痿》其下有「洗」字。

愈風湯下。

氣虚，四君子加蒼术、白术、黄芩、黄柏。

有痰加竹瀝。

血虚，四物湯加蒼术、黄柏，下補陰丸。

濕痰，二陳湯加四君子下。

## 痹第十一

風寒濕三氣合而成之。寒氣勝爲痛痹，寒則陰受之，故痛而夜甚；濕氣勝者爲着痹，着於肌肉不去；風氣勝者爲行痹，風則陽受之，走經而且甚。脈遲則寒，數則熱，浮則風，濡則濕，滑則虚。治法各隨其宜。

**附子湯**　治風寒[一]痹。

〔一〕「寒」：《脈因證治·二痹》其下有「濕」字。

附子去皮臍，炮　桂枝　芍藥　甘草　茯苓　人參各[一]三分　白术一兩

右，行痹加升麻[二]、桂枝湯，痛痹加附子茯苓乾薑湯。

**忍冬藤膏**　治五痹拘攣。

# 麻木第十二

麻木，風濕熱下陷入血分陰中，陽道不行。亦有痰在血分者。

人參　芍藥　甘草　升麻　黄芪助陽道　蒼术　黄柏　白术　柴胡　茯苓除濕熱　川歸行陰

痰，加二陳湯。

[一]「各」：原脱，據《脈因證治·二痹》補。
[二]「升麻」：《脈因證治·二痹》作「麻黄」。

## 痛風第十三

痛風，血久得熱，感寒冒濕不得運行，所以作痛，夜則痛甚，行於陰也，亦有血虚痰逐經絡，上下作痛。

四物湯　桃仁　牛膝　陳皮　甘草　白芷　黄芩又本是茯苓　草龍膽

在上屬風，加羌活、威靈仙二倍，桂枝一倍。

在下屬濕，加牛膝、防己、木通、黄柏二倍。

血虚加芎、歸，佐以桃仁、紅花。

氣虚加參、术、敗龜版。

有痰加南星。

## 破傷風第十四

破傷風，風則生熱也。

風襲於瘡，傳播經絡，病如瘧狀，治同傷寒。

脈浮無力，表之太陽也，汗之而愈。

脈長有力，陽明也，下之而愈。

脈浮而弦，少陽也，和解之愈。

大便秘，小便赤，汗不止，病在裹，可速下之。脈沉在裹，承氣下之。

背後搐者，羌活、獨活、防風、甘草。

向前搐者，升麻、白芷、獨活、防風、甘草。

兩傍搐者，柴胡、防風、甘草。右搐者加白芷。

## 厲風第十五

厲風，血熱凝結，其氣不清。上體先見多者，氣受之；下體先見多者，血受之。宜醉仙散、再造散、樺皮散、七聖、七宣輩大下之。

**醉仙散** 治在上。

瓜蔞根　苦參　蔓荆子　胡麻子　牛蒡子　防風　枸杞子　白蒺藜
右末一錢半〔一〕，輕粉二錢，空心臨卧茶下〔二〕。如醉，下惡臭物爲度。
**再造散**　治在下。
大黄錢半　皂角一錢，生者燒灰
冷酒下，以蟲盡爲度。
**大風方**　任意加减。
威靈仙　凌霄花　防風　白芷　荆芥　何首烏　川芎　羌活　皂角　石菖蒲　苦參　川歸　烏蛇　白花蛇　僵蠶　全蝎　雄黄　大黄　蘇木　桃仁　蒼耳子　梧桐泪　虻蟲　水蛭　紅花

〔一〕「一錢半」：《丹溪心法·癘風六十四》中「醉仙散」作「一兩半」。
〔二〕「下」：《丹溪心法·癘風六十四》其下有「吃後五七日間，先於牙縫内出臭涎水，渾身覺痛，昏悶」二十一字。

## 冷丹第十六

冷丹，血風也，血熱也，痰血相搏也。

**通聖散**

**消風散**

治血風、血熱。

蟬蜕　僵蠶　荆芥

**南星散**　治痰血相搏。又用吐法。

## 肺風第十七

肺風，皮燥開折，血出大痛，乃肺熱生風也。

苦參　皂角　蛇肉　荆芥　黄芩　沙參

## 中風第十八

中風涎壅，口目喎斜，語言蹇澀。熱甚生風，血虚有痰。

中腑者，面加五色，有表證着四肢，脈浮，惡風寒，拘急不仁，先以小續命湯加減，發其表，調以通聖散辛涼之劑。

中臟者，唇吻不收，舌不轉而失音，耳聾而眼盲，鼻不聞香臭，便秘，宜三化湯通其滯，調以十全、四物。

血虚有痰，半身不遂，涎潮昏塞，宜以四物、四君子，隨氣虚血虚加二陳湯用之，調以涼劑導痰行氣也，或權宜吐之。

中經者，内無便溺之阻，外無留結之患，宜大秦艽調之。

手足拳攣，筋脈抽掣，中於風冷者也，脈應弦急，治宜緩風之藥。

手足嚲曳，四肢癱緩，中於風熱者也，脈應浮緩，治宜涼熱消風之劑。

口目喎斜，乃風賊陽明胃土者也。有寒則急引頰移，有熱則筋緩不收，偏於左則左寒而右熱，偏於右則右寒而左熱也。

**小續命湯**　治表。

麻黄　桂枝　芍藥　甘草　人參　黄芩　防己　川芎　杏仁一兩　防風半兩　附子半兩

無汗惡寒，加麻黄、杏仁、防風。

無汗身熱，加白虎。

無汗身涼，加薑、附。

有汗惡風寒，加桂枝、杏仁、芍藥。

有汗身熱，加葛根、黄芩、桂。

有汗無熱，加桂、附。

**三化湯**〔一〕　朴硝厚朴是　大黄　枳實

**大秦艽湯**　養血榮筋。

〔一〕「三化湯」：此方《丹溪心法·中風一》尚有羌活一藥。

四物湯　秦艽三兩　獨活　羌活　白茯苓一兩　防風　甘草　白芷　白术一兩　石膏二兩　細辛半兩

**獨聖散**　吐痰潮。

瓜蒂一兩，炒黄爲末　茶末三錢

齏汁調下則吐。如風癇加全蝎，有蟲加狗油、雄黄、芫花。立吐，後須降火安神。

**瀉青丸**　治風熱，瀉肝安神。

川芎　川歸　防風　羌活　梔子　龍膽　大黄

蜜丸，竹葉湯下。

**通聖散**　瀉青丸去羌活、龍膽，加麻黄、薄荷、荆芥、芍藥、芒硝、連翹、白术半兩，桔梗、黄芩、石膏各一兩，甘草二兩，滑石二兩，薑煎服。

二陳湯加竹瀝、薑汁治痰，氣虚加四君子，血虚加四物湯。

中風有急中不省、口角流涎、喉中作聲、脈浮緩者，先去其痰，後治風熱，又次養血益陽，其證有不同者，皆風熱涎潮，隨其何臟有虚而襲之。

如肝虚中風，脈應左關，面色青，診在目，左脅偏痛，筋急，頭目瞤。
如心虚中風，脈應左寸，面色赤，診在舌，不能言，不可轉側，呼怒叫。
如脾虚中風，脈應右關，面色黄，診在唇，怠惰不能飲食，嗜卧如醉。
如肺虚中風，脈應右寸，面色白，診在鼻，喘逆面腫。
如腎虚中風，脈應左尺，面色黑，診在耳，面龐然浮腫，腰脊痛。
胃虚中風，脈應人迎兩關，并浮而大。飲食不下，腹脹，食寒則泄，喎斜不隨。
邪中心肺，涎潮逼塞。
四肢縱緩，以風散涎注於關節，氣不能行，故四肢不遂。
舌强不能言，風入心脾涎中之，口噤不能言，以風冷客滯心肺，涎塞也。
四肢拘攣，以風冷邪氣中肝臟，使筋攣也。
風柔，以風熱中肝藏，使筋緩也。
不治證：
脈急數而大數者死。鼻下赤黑相兼，吐沫身直者死。汗出不流如珠與汗出不止，呼吸有聲者死。口如魚口，氣粗面紅者死。口開目開，手撒，聲如鼾者死。髮直，口吐沫，膈滿，咽如鋸，喘急摇頭者死。晝惡寒、夜煩躁者死。

中風寒，一如中風證，止牙車緊不動爲異。

中風濕，一如中風證，止兼腹滿身重，便利不禁。

中寒，手足攣急疼痛，四肢冷，口噤失音，吐沫，挾風則暈眩，兼濕則腫疼也。

中濕，脹滿，四肢關節疼痛，久則浮腫，挾風眩暈嘔吐，兼寒則攣拳掣痛、脈沉而細微緩。

中風暑，如一中風證，止四肢緩弱。

中寒濕，濕寒二證相兼。

中暑濕，一如中風手足嚲曳，入浴暈倒骨解。

中氣，一如中風，於七情中發，宜順其氣，脈沉伏，大法風浮而氣沉也。

中痰，素有蓄痰，隨氣上厥。

中屍，口開目直，手撒形脱者死，脈緊而急者死，堅而細者死，弦而數者死。

中惡，如醉如狂，乃心氣虚有恐，治宜鎮心神以降火。

唇青身冷，脈小者死。

筋急者，肝中虚，肝中寒，筋實熱，筋虚。
轉筋者，筋虚，關節痛，筋寒，肝寒。
脚心痛，筋實，十指甲痛，筋虚。
曲蹤不伸，肝中虚，舌卷囊縮，肝中寒，筋虚。
喑不言，心中虚，中風濕、痹痓。
頭目瞤動，肝中虚，皮肉瞤動，脾中虚。
四肢關節痛，有中風、中寒、中濕、肝虚，有留飲、歷節。

## 脚氣第十九

身體疼，有溢飲，虚寒搏之；有濕傷血也，亦有血虚而痛者。

## 歷節風第二十

歷節風，疼痛不可屈伸，體魁瘰腫如脱，痛掣流注骨節，自汗短氣，頭眩欲吐，由風濕寒相搏而成。痛者寒多，腫者濕多，汗出歷節者風多。歷節風，痛走注不定，痛風有定，夜甚。鶴膝風，膝大，或痹，或痛不痛，筋動難，或仁不仁。飲痹往來如歷節風，白虎飛屍痛淺按之便，附骨疽痛深按之無益。

## 吐衄第二十一

吐衄，脈澀濡弱，細弦而澀，按之虛皆爲亡血。沉弦，面無血色，無寒熱者，必衄。沉爲在裏，榮衛内結，胸滿必吐血。

因熱則淖溢妄行，有勞則血不歸經，大怒則氣逆血菀〔一〕於上。

腎病則咳唾而有血。

衄者出於肺，嘔吐者出於胃。

膈上伏熱，寸脈洪數。

〔一〕「菀」：原作「莞」，據《素問·生氣通天論》有「陽氣者，大怒則形氣絶，而血菀於上」句改。

榮血妄行，左手洪大。

陽毒傷寒，脈洪數。

虚勞吐血出於肺，脈洪。

飽食大飲，屈身勞力而吐血出胃，脈洪，怒傷肝，氣逆也。

傳屍注病吐血，兩尺弦細。

治衄，凉血行血。

犀角地黄湯加鬱金、黄芩、柴胡、人參、丹參，治嘔血咯血，因血上錯經，火載而嘔。因血虚痰盛而咳，四物湯、梔子、鬱金、童便、薑汁、韭汁、山茶花。痰加竹瀝；喉中痛是氣虚，加參、术、芪、柏。咯血血虚痰盛，加青黛、瓜蔞仁；嗽加訶子、海石、杏仁。

咯唾血出於腎，天門冬、麥門冬、黄柏、熟地、桔梗、知母、貝母、遠志，有寒加薑、桂。

嘔吐血出於胃，犀角一錢，地黄三錢，牡丹皮二錢，芍藥三錢，名犀角地黄湯，治胃實及有瘀血。

**人參飲子** 治脾胃虛弱衄血，又治吐血久不愈。

人參三錢 黄芪一錢 芍藥一錢 川歸三錢 五味子五個 甘草 麥門冬二錢

**救肺散**〔一〕 治咳血，六脈大，按之虛，心脈也。此氣盛而亡血，以瀉火補氣以墜氣。

四物湯 人參 黄芪 升麻 柴胡 牡丹皮 陳皮 甘草

多加地黄，又名三黄瀉血湯。

**益陰散** 治陽浮陰翳，咯血衄血。

黄柏 黄芩 黄連并以蜜水浸炒 芍藥一兩 人參 白术 乾薑三錢 甘草六錢

茶一兩 穀一兩，香油釜炒

米飲下五錢。

**三黄丸** 治衄不止，大便急燥者下之。

梔子 黄芩 黄連 地黄 大黄 朴硝

右蜜丸。

〔一〕「散」：《脈因證治·十五吐衄下血》作「飲」。

**清心蓮子飲**　治咯痰血。

## 下血第二十二

下血，脈浮弱，按之絶者下血。因榮衛之氣妄行，在春夏爲溢上，在秋冬爲泄下。左脈洪大，伏毒下血；脈虚而數，毒者暑也。

内熱下血，關後沉數。

肺受風熱，傳下大腸，名腸風。

先因便結而後下血，右尺脈浮，食毒物積於腸中，血隨糞下，遇食則發，名臟毒下血，脈見積脈。

**下血丹**〔一〕　四物湯　升麻　秦艽　阿膠　白芷

熱，加黄連酒煮温散、梔子炒。

〔一〕「下血丹」：原脱，據《脈因證治·十五吐衄下血》補。

虛，加乾薑炮、五倍子。

如寒，藥用加辛升温散，一行一止。

**胃風〔一〕湯** 治風毒客腸胃，動則下血。

四物去地黄，加人參、白术、桂枝、茯苓等分。

**凉血地黄湯** 治腸澼下血，水穀與血另作一派。

知母炒 黄柏一錢，炒 熟地 川歸各五分 槐子炒 青皮各五錢

**越桃散** 治下血與血利。

梔子仁 槐花 棗 乾薑〔二〕

右各燒存性，米飲下三錢。

**伏龍肝散** 治便血，因内外有感，停凝在胃，隨氣下通妄行。

伏龍肝一兩 白术 阿膠 黄芩 地黄 甘草三錢

〔一〕「風」：《脈因證治·十五吐衄下血》作「氣」。

〔二〕「薑」：《脈因證治·十五吐衄下血》其下有「各等分」三字。

陰結，夫邪入五臟，則陰脈不和，血留之，滲入腸間，脈虚澀也。

生地黄汁　小薊汁各一斤〔一〕　砂糖熬膏　地榆　阿膠　側柏葉　赤小豆五兩，浸芽出，日乾　川歸一兩

爲末下。

治先血後便，謂之近血，水下前末。

治下血，五靈脂炒末，芎歸湯下。

## 溺血第二十三

溺血，熱也，又因房勞過度，憂思氣結，心腎不交。

生地黄　小薊根　淡竹葉　梔子仁炒　藕節　甘草　滑石　通草　蒲黄炒　川歸

血虚加四物湯、牛膝膏。

〔一〕「斤」：《脈因證治·十五吐衄下血》作「升」。

髮灰能消瘀血、通關，醋湯下〔一〕二錢。
椶櫚灰亦治，燒灰，米飲下。
赤脚馬蘭汁、老鵶飯、水楊柳腦，并治。
不治證：
吐衄、唾血、下血，脈浮大而數者死。
吐血，脈緊弦者死。
中惡吐血，脈沉細數者死。
藏血，脈俱弦者死。
下膿血，脈絶者死；血温身熱，脈躁者死。

## 霍亂第二十四

霍亂，脈滑者霍亂，弦滑者宿食。洪者熱，細者死，微遲者死，弦甚者死。

〔一〕「下」：原脱，據《脈因證治・十五吐衄下血》補。

其氣有三：火、風、濕。承胃之虚，吐爲熱也，瀉爲濕也。風勝則動，故轉筋也，甚則轉筋入腹者死。

乾霍亂，則心腹脹滿絞痛，欲吐不吐，欲利不利，須臾則死，急以鹽湯大吐之。熱則五苓散，寒則理中湯，轉筋霍亂則二陳湯加白术、甘草、桂枝。

乾霍亂者，係内有積，外有邪氣，和解散治之〔一〕，二陳湯。和解散，即川芎、防風、白芷、蒼术也。

## 下利第二十五

下利，脈滑，按之虚絶者，必下利。

寸脈浮數，尺中自澀，必下清膿血。沉弦者下重，微弱〔二〕數者自止。遲而滑者，

〔一〕「之」：《脈因證治·八霍亂》其下有「甚用吐法」四字。
〔二〕「弱」：《脈因證治·十六下痢》作「若」。

實也，可下之；數而滑者，有宿食，可下。或譫語，或腹堅痛，脈沉緊者，可下。脈遲，或腸鳴，心下急痛、大孔痛，可温。由風濕熱也，輕則飧泄，重則下利膿血。

在表者發之，表者身熱也，柴胡去參主之。

有裏者下之，或後重，或積也。在上者涌之，或痰氣也；在下者竭之。去者送之，盛者和之，過者止之。

後重則宜下之，乃熱物藪也〔一〕。脈洪者是。又氣〔二〕不通，宜加檳榔、木香。腹痛則宜和胃氣，以川歸、厚朴、桂、芍藥、茯苓和之。

身重則除濕，脈弦則去風，大柴胡主之。血膿稠粘，以重藥竭之，熱甚也。

身冷自汗，以毒藥温之。身冷自汗，下〔三〕無聲，小便清利，大便不禁，氣難布息，脈沉微，嘔吐，雖裏急後重，謂寒邪在内而氣散也，可漿水散温之。

〔一〕「熱物藪也」：《脈因證治·十六下痢》作「有物結墜，裏熱」。
〔二〕「氣」：《脈因證治·十六下痢》作「大腸經氣」。
〔三〕「下」：《脈因證治·十六下痢》其上有「暴」字。

鶩溏爲利，宜温之；結糞也。風邪内縮，宜汗之。有厥陰動〔一〕利不止，脈沉細〔二〕，手足厥逆，涕唾膿血，此難治，宜麻黄湯、小續命湯汗之。

**黄芩芍藥湯**　治瀉利腹痛後重，身熱，脈洪疾。

黄芩一兩　芍藥一兩　甘草五錢

痛甚加桂少許，下利膿血，加歸、連五錢；裹急後重，加檳榔、木香。

**大黄湯**〔三〕　前證重者，大黄一兩，酒浸半日，煎服，以利爲度。

**黄連當歸湯**　治下血，腹不痛，謂之濕毒。痛，熱毒也。

連　歸半兩

熱毒加大黄一兩，芍藥二錢半；腹痛加桂。

**白术芍藥湯**　治脾受濕，水泄，微滿困弱，暴下無數，是大勢來，宜宣和也。

白术　芍藥　甘草

〔一〕「動」：《脈因證治·十六下痢》作「下」。
〔二〕「細」：《脈因證治·十六下痢》作「遲」。
〔三〕「大黄湯」：原脱，據《脈因證治·十六下痢》補。

腹痛甚，加黄芩、桂；脈弦，頭痛，加蒼术、防風；癢與下血，加蒼术、地榆；心下痞，加枳實。

凡痢疾腹痛，以芍藥、甘草爲君，歸、术爲佐。見血前後，以三焦熱論。傷食微加大黄，腹脹加朴，渴加茯苓。冬月减芍藥一半〔一〕，夏月加芩。見膿血在大便前者，黄柏爲君，地榆爲佐，加歸尾；膿血在大便後者，製芩、歸梢；膿血相雜下者，製大黄〔二〕；腹不痛，白芍藥半之。

身倦，目不欲開，口不欲言，四君子。沉重，製蒼术；不思食者，木香、藿香。

**訶子散**　治虚滑，久不已。

木香　黄連　甘草　訶子皮　术

芍湯下。

**桃花湯**　治冷利腹痛，下魚腦白。

〔一〕「半」：《脈因證治·十六下痢》其下有「白术一半」四字。

〔二〕「大黄」：《脈因證治·十六下痢》作「連」。

赤石脂煅　乾薑炮

餅丸，飲下。

**漿水散**　治暴泄如水，身冷，脈微，自汗。

半夏一兩　附子炮　乾薑五錢　良薑三錢　桂三錢　甘草

爲末，漿水煎，和滓服。

**小續命湯**　治風邪内縮。方見前。

**椿皮丸**　治酒積利、久利濕也。

**黄連茱萸粟殼丸**〔一〕　止利。

**小柴胡去參湯**　治身熱挾外感者。

**保和丸**　治食積利。

**乳香没藥桃仁滑石丸**〔二〕　治瘀血利，木香檳榔〔三〕湯下。

〔一〕「黄連茱萸粟殼丸」：《脈因證治·十六下痢》作「止痢神丸」。

〔二〕「乳香没藥桃仁滑石丸」：《脈因證治·十六下痢》作「没乳丸」。

〔三〕「檳榔」：《脈因證治·十六下痢》其下有「蘇木」二字。

**茯苓湯** 治傷冷飲水，變成白利，腹痛減食。

茯苓　猪苓　澤瀉一錢　川歸　桂五分　蒼术五分　甘草　芍藥二錢　升麻　柴胡　黄芩五分

**李先生**〔一〕**和血湯** 治腸澼下血，另作一派，腹中大痛，此乃陽明熱毒也。

生地　熟地五分　甘草生五分，炙五分　芍藥一錢半　黄芪一錢　升麻一錢　牡丹皮五分　蒼术　秦艽　桂　當歸　陳皮三錢

作一服。

腹中不痛，腰沉，謂之濕毒下血，加羌活、獨活、防風、葛根、槐花各三錢。

**益智和中湯** 治前證腹痛，皮惡寒，脉俱弦，按之無力，關甚緊弦，内寒明矣。

升麻　芍藥錢半　川歸　黄芪　甘草一錢　葛根　柴胡　牡丹皮　肉桂　半夏　乾薑　益智一錢五分

噤口利，謂下利而嘔，不納食，是謂噤口。痢止，口不納食，下便又不利。

〔一〕「李先生」：《脈因證治·十六下痢》作「燥濕」。

人參，薑汁煮，焙乾，半夏半之，入香附末，丸。

又縮砂蜜調，抹口上。嘔不納食，謂之噤口。

又人參、黄連濃煎，細呷之。

凡利下，外有滯下、疳利、勞瘵利、濕蝕〔一〕瘡利。

血利則有瘀血、血枯、肺痿、風〔二〕。

不治證：

脈浮大者死，及數者死。

身熱脈數者死。

腸澼下白沫，脈浮者死。如屋漏色者死，塵腐色者死，如魚腦者死，大孔如竹筒者死，血熱者死。

---

〔一〕「蝕」：原作「食」，據《脈因證治·十六下痢》改。

〔二〕「風」：《脈因證治·十六下痢》其下有「血酒痢」三字。

# 泄瀉第二十六

泄瀉，脈沉而細疾或微，欲食不下，目睛不了了。又腹滿，泄鶩溏，此陰寒也。脈數疾，聲亮，暴注下迫，渴煩，小便赤澀，水穀消化，此陽熱也。虚則無力，不禁固也，温之；實則圊不便，虚坐努積〔一〕，下之。

積泄，脾部脈沉弦，宜逐積。

痰積，在太陰分，宜蘿蔔子吐之。

水恣泄，乃大引飲，熱在其〔二〕上，水多入下，胃經無熱不勝，宜五苓。

風泄，久風爲飱泄，水穀不化而完出也，肝病傳脾，宜瀉肝補脾。

脾泄，腹脹滿，腸鳴，食不化，嘔吐，宜理中湯。一云腸鳴，食不化，脾虚。

---

〔一〕「積」：《脈因證治·十七泄》作「責」。

〔二〕「其」：《脈因證治·十七泄》作「膈」。

氣瀉，躁怒不常，傷動其氣，肺氣乘脾，脈弦而逆，宜調氣。

驚泄者，心受驚則氣亂，心氣不通，水入〔一〕。

**理中丸** 治冷瀉、脾瀉、虛泄。

白术土炒 乾薑炮焦 甘草炙 人參

爲末，粥丸。

**胃風丸**〔二〕 治氣虛〔三〕。

四君子 升麻 芍藥

**胃補**〔四〕**丸** 治氣虛下溜。

四君子 芍藥炒 升麻

**平胃五苓散** 治濕泄、水恣泄、熱泄。此方治一切陽證。

---

〔一〕「入」：《脈因證治·十七泄》其下有「穀道」二字。

〔二〕「丸」：《脈因證治·十七泄》作「湯」。

〔三〕「氣虛」：《脈因證治·十七泄》作「風泄」。

〔四〕「胃補」：《脈因證治·十七泄》作「補胃」。

平胃散　五苓散　白术　芍藥　甘草

熱加芩〔一〕、木通。

**流積丸**　治瘀〔二〕積下流，甚則吐之。

青黛　黄芩　神麯　海石

**椒术丸**　治濕泄〔三〕。

川椒　蒼术　肉豆蔻

**脾泄丸**　白术二兩，炒　神麯一兩半，炒　山楂　半夏兩半　芍藥一兩，酒炒　黄芩一兩半，炒　蒼术五錢

虚，加參、术、甘草；裏急後重，加檳榔、木香。荷葉煨飯丸。

**止泄丸**　肉豆蔻五錢　滑石春一錢，夏二錢，秋一錢半

〔一〕「芩」：《脈因證治·十七泄》作「黄連」。
〔二〕「瘀」：《脈因證治·十七泄》作「痰」。
〔三〕「泄」：原脱，據《脈因證治·十七泄》補。

寒，加炒麯、茱萸；熱，加連、茯苓；滑，加訶子皮。

**温六丸　青龍**〔一〕**丸**　俱可治

不治證：

脈大而滑帶緊或浮，皆死。脈急而食不下者，死。四肢冷困，不能轉側，下泄亡陽，喘者死。

## 小便淋閉第二十七

脈細而數，盛大而實者生；虛小而澀者死；關格頭汗者死。

淋瀝赤澀，皆内熱也，宜解熱利小便。

閉則氣不利。有氣虛則氣不行，血虛則氣不昇，有痰多則氣不運。

治法：氣虛補氣，血虛補血，痰多導痰。先服本藥，後皆用吐之以提其氣，氣昇

〔一〕「龍」：《脈因證治·十七泄》作「六」。

則水自下，加以五苓散。

**清肺飲子** 治熱在上焦氣分，小便不利、熱而渴者是也。

澤瀉五錢 猪苓三錢 茯苓二錢 通草 木通三錢 燈心一錢 車前子一錢 扁蓄 瞿麥 琥珀三錢

**滋**〔一〕**腎丸** 治熱在下焦血分，小便不利，不渴者是也。

黄柏酒炒 知母酒炒，一錢 桂少許

血澀致氣不通，或死血作淋，加滑石、茯苓、澤瀉。

**牛膝膏** 治死血作淋。

李先生治法：熱在上焦，梔子、黄芩主之；中焦，加連、芍；下焦，加黄柏。淋，熱利之，山梔子之類；氣虚，參、术加木通〔二〕。

小便不通利，氣虚，參、术加升麻，後吐；血虚以四物，後吐；痰氣，二陳加木

〔一〕「滋」：《脈因證治・十九淋》作「資」。

〔二〕「木通」：《脈因證治・十九淋》其下有「山梔」二字。

通、香附，後吐。

《三因》淋用五苓散、葵子、滑石、瞿麥。冷加附子；熱加黄芩；血加梔子、石膏、石葦；氣少腹滿閉，加木香、沉香。

**髮灰散**　治走馬、房勞、飲食、忍小便以致轉胞不通，臍下急滿，醋下二〔一〕合。甘遂和蒜搗餅，安臍孔，合實，着艾灸三十壯，治小便不通，或加葵子。

## 小便不禁第二十八

膀胱不約爲遺溺。

小便不禁〔二〕**韭子丸**　出《三因方》，治腎冷。

韭子六兩　蓯蓉　鹿茸　牛膝　菟絲子　巴戟　石斛　杜仲　川歸　地黄　桂

〔一〕「二」：《脈因證治·十九淋》作「一」。

〔二〕「禁」：《脈因證治·十九淋》其下有「用」字。

右隨分酌用爲丸。

**阿膠散** 治失禁〔一〕。

阿膠炒，二兩 牡蠣煅 鹿茸酥炙，四兩

任下〔二〕。

**茯苓丸** 治心腎虚淋瀝。

赤白茯苓各二兩 地黄汁

好酒熬成膏丸，鹽酒任下。

大小便閉者，外有骨熱不同。

關格者，外有肝實熱、心實熱。

便利不禁，外有中〔三〕風濕，肝脾〔四〕不同。

〔一〕「失禁」：《脈因證治・十九淋》作「濕」。
〔二〕「任下」：《脈因證治・十九淋》其上有「煎散」二字。
〔三〕「中」：《脈因證治・十九淋》無。
〔四〕「脾」：《脈因證治・十九淋》作「痹」。

## 結燥便閉第二十九 腎臟風附

結燥便閉，火邪伏於血中，耗散真陰，津液虧少。夫腎主大便爲津液，津液潤則大便潤。熱燥，脾脈沉數，下連於尺，臟中有熱。亦有吐瀉後，腸胃虚，服熱藥多者，宜承氣下之。

又大便秘，小便數者，謂之脾約。脾血耗燥，肺金受邪〔一〕無所攝，脾津液枯竭，治宜養血潤燥。

風燥，肺受風，邪入腸中，右尺脈浮，宜麻仁丸。

陰結，陰燥欲坐井中，兩尺〔二〕脈按之虚，或沉細而遲者是。

如有陰證，脈堅實，湯〔三〕藥中亦少加苦寒，以去燥熱，宜黄柏、知母、附子。

---

〔一〕「邪」：《脈因證治·五十七結燥》作「火」。

〔二〕「尺」：《脈因證治·五十七結燥》作「腎」。

〔三〕「湯」：《脈因證治·五十七結燥》作「陽」。

氣燥，尺脈伏也，宜温補之。

老人産婦，氣弱，津液不足而結者，并宜地黄丸。

治法：腎惡燥，以辛潤之；脾結燥，以苦瀉之，如食傷腹滿、腹響是也。

陽結者散之，陰結者熱之。

如能食，小便赤，爲實，有物秘也，宜麻仁丸、七宣等主之；如不能食者，小便清，爲虚，乃氣秘也，宜用厚朴湯主之。

**潤腸丸** 麻仁 桃仁一兩 羌活 歸尾 大黄煨。各半兩

右蜜丸梧子大。

如大便全秘，加酒製大黄；如血燥，大便乾燥，加桃仁、大黄；如風結，大便不行，加麻仁、大黄；如風濕[一]，加皂角仁、秦艽、大黄；如脈澀，身覺氣短，加郁李仁、大黄；如陰結，加薑、附。

**厚朴湯** 治氣。

[一]「濕」：《脈因證治·五十七結燥》作「澀」。

厚朴　半夏　甘草三兩　白术五兩　枳實　陳皮一兩

外有脚氣、虚寒、氣實，亦大便不通。

腎臟風，濕也。陰莖癢痛不忍。

苦參、大黄、荆芥、皂角，洗熏。海螵蛸末敷。

陰包癢蟲蝕：

狗脊、黄連、黄柏、水銀、光粉、赤石脂，爲末敷。又加黄丹。

## 頭痛第三十

太陽頭痛，兼項與攢竹〔一〕，脈浮緊，或關前緊數，惡風寒，宜羌、芎、滑〔二〕主之。

陽明頭痛，自汗發熱，胃熱上攻，脈浮緩長，或關洪數，石膏、葛、芷主之。

少陽頭痛，額角偏疼，往來寒熱，脈弦細，黄芩、柴胡主之。

〔一〕「竹」：《脈因證治·二十頭目痛》其下有「痛」字。

〔二〕「滑」：《脈因證治·二十頭目痛》無。

太陰頭痛，有濕痰，體重腹痛，脈沉緩，半夏、南星、蒼术主之。
少陰頭痛，足寒氣逆，爲寒厥，脈沉細，細辛、麻黄、附子主之。
厥陰頭痛，頂痛，吐涎沫，厥冷，脈浮緩，吴茱萸湯主之。
氣虛頭痛，耳鳴，九竅不和，尺脈虛浮，參、芪主之。
血虛頭痛，魚尾上攻，芎、歸主之。
風涎冷痰在膈上，或嘔吐，脈弦細出寸口，爲痰厥，宜吐。
火作痛，痛甚，清之，散之。
濕熱頭痛，證則心煩。
傷風頭痛，半邊偏痛，皆因冷氣所吹，遇風冷則發，寸浮。
食積頭痛，因胃中有陰冷，宿食不化，上衝，右寸緊盛。左屬風，浮爲風，右屬痰，滑爲痰。

**半夏白术天麻湯**　治痰厥頭痛。

半夏二錢　白术一錢　天麻一錢半　人參一錢　黄芪　蒼术　陳皮　黄柏　茯苓一錢半　神麯炒　澤瀉　乾薑二錢

**清空膏**　治風濕熱諸般頭痛，惟血虚不治。

黄芩二錢　羌活　川芎　黄連　防風　甘草錢　柴胡七分

右爲末，白湯下。

**玉壺丸**　治風濕痰頭痛。

雄黄　白术　天麻　南星　半夏

**茶調散**　吐痰，頭痛。

**家珍方**　治偏頭痛連睛。

石膏　黍粘子炒

**香芎散**　治一切頭風。

香附二兩，炒　甘草　川芎一兩　石膏五錢　細茶　荆芥

點服二錢。

細辛　防風　川烏　草烏　白芷　荆芥　羌活

煎服。

## 目痛第三十一

皆血太過與不及也。太過者，血得太熱而溢於上，則目壅塞而發痛；不及者，血虚無所養而拈目[一]痛。目之鋭眦，少陽經也，血少氣多；目之上綱，太陽經也，血多氣少；目之下綱，陽明經也，血氣俱多。惟足厥陰連於目系而已。

治法：血實者决之，血虚者補之。佐以辛散之，以凉清之，汗之，吐之。

## 腦痛第三十二

因風熱乘虚而入於腦，宜以辛凉散之，行之。頭目昏眩疼痛及腦痛，宜以辛凉散之，行之。

〔一〕「拈目」：《脈因證治·二十頭目痛》作「枯」。

**羌活湯**〔一〕　治風熱壅盛，上攻頭目，昏眩疼痛及腦痛。

羌活　防風　黄芩酒　黄連一兩，酒　柴胡七錢　瓜蔞根酒　茯苓一錢　甘草

**羌附湯**　治冬天寒氣犯腦痛，齒亦痛，名曰腦風。

麻黄　附子　防風　羌活　白芷　升麻　僵蠶　黄柏　甘草三錢　蒼术　黄芪一錢

**藿香散**　治腦風頭痛。

藿香　川芎　天麻　蔓荆子　白芷

右槐花酒湯下。

又　穀精草　銅緑另研，各三錢　硝石另研一錢　爲末，吹鼻中。

又　細辛　瓜蒂　良薑一錢　硝五錢　含水滿口，以藥搐鼻。

又　荆芥　薄荷　木賊　僵蠶　蝎梢

右爲末，茶清下二錢。

〔一〕「羌活湯」：此方《脈因證治·二十頭目痛》尚有黄柏、澤瀉二藥。

## 眉眶骨痛第三十三

因風痰。

羌活　防風　甘草　黄芩酒　白术　半夏　南星　細辛

又方　加川烏　烏頭童便浸，炒，去毒　二味爲君。

不治證：

頭目痛，脈反短濇者，死。腦痛，脈弦[一]大者，死。卒視無所見者，死。

## 目泣泪目黄第三十四

風氣與陽明入胃，循脈而上，至目内眦，泣泄，名風成寒中，宜辛温之。不得外泄，目黄，名風成熱中而鬱也，宜辛凉發之。

[一]「弦」：《脈因證治・二十頭目痛》作「緩」。

# 眩暈第三十五

因痰飲隨氣上，伏留於陽經，遇火則動。或七情鬱而生涎，亦同〔一〕嘔吐，眉目疼痛，目不欲開。

因血虚眩暈，眼花屋轉，起則暈倒。

因外感，風在三陽經，頭重項强，有汗。

因虚〔二〕則掣痛，暑則熱悶，濕則重着，皆令吐逆暈倒。

**散風行濕湯**　治痰火眩暈。

二陳湯　黄芩　蒼术　滑石〔三〕

**瓜蔕散**　治痰厥眩暈，吐之。

〔一〕「亦同」：《脈因證治·二十一眩暈》作「結爲飲，隨氣上厥，伏留陽經」。

〔二〕「虚」：《脈因證治·二十一眩運》作「寒」。

〔三〕「滑石」：《脈因證治·二十一眩運》無。

**芎歸湯**　治血虚眩暈。

**參术**〔一〕**湯**　治氣虚挾火。

人參　白术　黄芩　黄連

## 心腹痛第三十六

脈細小遲者，生；堅大實者，死。

腹痛，反浮大而長者，死。

腹痛而喘，滑利數而緊者，死〔二〕。

滑而緊者痛，陽微陰弦者虚，短數心痛。

由中氣虚，寒邪乘虚客之，治宜温之，散之。

〔一〕「术」：原作「苓」，據《脈因證治·二十一眩運》改。

〔二〕「死」：《脈因證治·二十二心腹痛》作「實」。

或久不散鬱而生熱，宜開鬱治熱。或素有熱，虚熱相搏，結鬱胃脘而痛。或有食積痰飲，或氣而〔一〕食相鬱，停結胃口作痛。

熱厥心痛，身熱足冷，痛甚則煩躁而吐，額汗，脈洪，宜刺太溪、崑崙。

寒厥心痛，手足逆，冷汗，不渴，便利，溺清，脈微，乃寒客心包絡也，宜温之，良薑、菖蒲，辛熱也。

大實心痛，卒然發痛，便秘，久而注悶，心胸高起，按之痛，不能飲食，可下之。

胃病者，腹脹胸滿，胃脘當心而痛，上支兩脅，膈咽不通，飲食不下，刺大都、大白。

脾病者，腹脹，食則吐嘔，善噫，胃脘痛也，心下急痛如錐刺，刺太溪。

又中胃〔二〕痛，太陰也，理中、建中、草豆蔻丸等主之。

〔一〕「而」：《脈因證治・二十二心腹痛》作「與」。

〔二〕「胃」：《脈因證治・二十二心腹痛》作「脘」。

胃〔一〕心痛，痛與背相接，善恐如從後觸其心，傴僂，刺束骨、合谷、崑崙。

脾〔二〕心痛，狀若死，終日不得休息，取行間、太衝。

肺心痛，卧若起居動作益痛甚，刺魚際、太淵。

**草豆蔻丸** 治脾胃虚損客寒，及一切虚證，心腹大痛。

草豆蔻麵煨去皮，四兩　吴茱萸八錢　益智仁二錢　陳皮八錢　青皮三分　澤瀉三分　人參八分　甘草炙，三分，生六分　麥蘖一錢　黄芪八分　薑黄四分　川歸八分　柴胡四分　桃仁去皮　僵蠶六分　半夏一錢　神麯一錢半

**金鈴子散** 治熱厥心痛，或作或止，久不愈。

金鈴子　玄胡各一錢

熱加黄連，散〔三〕氣加荔枝核。酒下三錢。

〔一〕「胃」：《脈因證治·二十二心腹痛》作「腎」。

〔二〕「脾」：《脈因證治·二十二心腹痛》作「肝」。

〔三〕「散」：《脈因證治·二十二心腹痛》作「疝」。

**术附湯** 治寒厥心痛，脈微虚弱，暴痛。

白术四兩 附子一兩 甘草二兩

**秘丹**〔一〕 治心痛久成鬱。

川芎 梔子 蒼术 香附以上四味俱開鬱 石鹼 乾薑炒，反治

火毒加黄連、甘草。

有因酒、牛乳，心痛十八年，時以一物拄之，脈三至，弦弱而濇，呑酸，用二陳湯、白术、黄芩、黄連、澤瀉、桃仁、郁李仁。

痰水停飲，留結不散，名胸痹。

瓜蔞 枳實 香附 蒼术 台芎

死血留於胃口作痛：

承氣湯 梔子 韭汁 桔梗能開提氣血 麻黄重者須此發之

**木香散** 治心脾卒痛。

〔一〕「秘丹」：原脱，據《脈因證治·二十二心腹痛》補。

木香　蓬术一兩　乾漆炒煙盡，二錢

右醋湯下一錢。

**煮雄黄**〔一〕　治大實心痛、痃癖，如神。

雄黄一兩，另研　巴豆五分〔二〕，研，入雄黄末　白麵三〔三〕兩，再研勺

右水丸梧桐子大，每服時先煎井〔四〕水令沸，下藥二十四五丸，煮二十沸，撈入冷漿水浸冰冷，一時一丸，一日二十四時，加至微利爲度，用前浸水下。

治吞酸作痛，飲水爲病也，可燥之。

乾蜆殼丸　蒼术半夏丸

胃脘當心痛，有垢積者：

斑蝥　烏梅肉

〔一〕「黄」：《脈因證治·二十二心腹痛》作「丸」。
〔二〕「分」：《脈因證治·二十二心腹痛》作「錢」。
〔三〕「三」：《脈因證治·二十二心腹痛》作「二」。
〔四〕「井」：《脈因證治·二十二心腹痛》作「漿」。

丸如豆大，泔下一丸。

皂樹上蕈　湯泡肥珠起，飲之泄，效。

## 腹痛第三十七

因寒客之則阻不行，有熱内生鬱而不散，有死血，有食積，有濕痰結滯，妨礙昇降，故痛。當分部分治。

小腹痛，厥陰也，正陽、回陽、四逆加歸主之。

雜症而痛，苦楝丸、丁香楝實丸、酒煮當歸丸主之。

腹中不和而痛者，甘草芍藥湯主之。或誤下而痛加桂，痛甚加大黄。

夏月肌熱惡寒〔一〕，脈洪實而痛，黄芩芍藥湯主之。

中氣虚而痛，飢而痛者是，理中湯主之。

〔一〕「寒」：《脈因證治·二十二心腹痛》作「熱」。

諸蟲痛者，如腹痛腫聚，往來無有休止，涎出吐清水。
痰積腹痛隱隱然，得熱湯、辛物則暫止者是。
理中、建中，治寒腹痛及虚證。
調胃承氣加木香、檳榔，治熱腹痛及實證。或血，加桂、桃仁；温加附。
**温中加减丸** 治食積腹痛，脈滑者是。
**二陳芎术丸** 治清痰腹痛，脈滑者是。
二陳湯　台芎　蒼术　香附　白芷　薑汁
心痛有心胞客寒、心胞熱、虚、宿食、留飲、脾積、胸痹；胸痛有積實；腹痛同前條，外有脚氣；小腹痛者有肝痹、胞痹、疝、筋虚、腸癰。

## 腰痛第三十八 腰軟附

脈大者，腎虚；濇者，瘀血；尺脈粗者，熱。
由腎虚而起於内，蓋失志傷腎、鬱怒傷肝、憂心傷脾，皆致腰痛也。故使氣結而不行，血停不散[一]，遂成虚損，氣血羸乏。

又房勞太過、失志者，虚羸不足，面[二]黑，遠行久立，身不能任。

鬱怒者，腹急脅脹，目視䀮䀮。

憂思者，肌肉濡漬，痹而不仁，飲食不化，腸胃脹滿。

房勞者，精血不足，轉摇不得。

有濕熱爲病，亦因腎虚而生。腎虚水涸，相火而熾，無所榮制，故濕熱相搏而成。

亦有虚勞，外感濕氣，内熱不行而成黨痼。濕熱者，四肢緩，足寒，腰冷如水，汗，[三]精滑，扇痛。

有瘀血，用力過多，墜墮折胸[四]，瘀血不行。

[一]「散」：《脈因證治·二十三腰痛》作「禁」。
[二]「面」：原作「而」，據《脈因證治·二十三腰痛》改。
[三]「腰冷如水，汗，」：《脈因證治·二十三腰痛》作「腰冷如冰，冷汗」。
[四]「胸」：《脈因證治·二十三腰痛》作「納」。

有外感，因虚襲之，如太陽腰痛，引項尻重。
陽明腰痛，不可以顧，善悲。
少陽如刺其皮，不可俯仰。
太陰煩熱，如横木在中，遺溺。
少陰引脊内。
厥陰如張弩弦。
大抵太陽、少陰多中寒，陽明、太陰多燥濕，少陽、厥陰多風熱。
腰軟者，腎肝伏熱，治宜黄柏、防己。
**羌活湯** 治腰痛。
羌活 獨活 柴胡 防風 肉桂 當歸
如卧寒濕之地，足太陽、少陰絡中有凝血，加歸尾、桃仁、蒼术、防己。
如濕熱，加黄柏、蒼术、杜仲、川芎。
如虚，加杜仲、黄柏、知母、五味、龜版、當歸。
如墜墮瘀血，加桃仁、蘇木、麝香、水蛭。

**腎氣丸**　治房勞腰痛，補陽乏〔一〕不足。即八味丸。

**茴香丸**　**鹿茸丸**　治同前。

**六味地黄丸**　治膏粱之人腰痛，補陰之不足。

**封髓丹**　治同前。

**煨腎丸**　治腎虚。

杜仲炒去絲斷爲末。三錢，以猪腰一個，批五七片，以鹽淹去腥水，摻末在内，包以荷葉，外用重重濕紙包定，煨，酒下。

**立效散**　玄胡　桂　川歸

爲末〔二〕，酒下。

**挫氣丹**　治〔三〕挫氣腰痛。

---

〔一〕「乏」：《脈因證治·二十三腰痛》作「之」。

〔二〕「爲末」：原脱，據《脈因證治·二十三腰痛》補。

〔三〕「挫氣丹治」：原脱，據《脈因證治·二十三腰痛》補。

山楂一兩　北茴香炒，一錢半
酒下。

## 肩背痛第三十九

脈促上緊〔一〕者，肩背痛。沉而滑者，肩〔二〕膂痛；洪而大者，風熱。由風熱〔三〕乘肺，手太陰經鬱甚不行也。病則頰額〔四〕腫，頸肩臑肘臂外後廉痛，小便數而少，如小便遺失者，肺虛也。

治宜通經血、益元氣、散風熱，**通氣散**主之。

〔一〕「緊」：《脈因證治·二十四肩背痛》作「擊」。
〔二〕「肩」：《脈因證治·二十四肩背痛》作「背」。
〔三〕「熱」：《脈因證治·二十四肩背痛》作「濕」。
〔四〕「額」：《脈因證治·二十四肩背痛》作「頷」。

羌活　獨活　防風　藁本以上通經氣〔一〕　黄芩　黄連降火

虚加人參、黄芪。

## 背胛節〔二〕痛第四十

由小腸經氣不行。

## 腰胯腫痛第四十一

由風寒濕流注經絡，結滯〔三〕骨節，氣血不和而痛。治宜流濕，散風寒。

〔一〕「氣」：《脈因證治·二十四肩背痛》作「血」。
〔二〕「背胛節」：《脈因證治·二十四肩背痛》作「腰髀」。
〔三〕「滯」：《脈因證治·二十三腰痛》作「凝」。

又痰積，趁逐經絡流注，摶於血内亦然，治宜逐痰積。

**除濕丹** 檳榔 甘遂 赤芍藥 威靈仙 澤瀉 葶藶各二錢 乳香研 没藥一兩 大戟炒，三兩 陳皮四兩

右麵糊丸，加牽牛末。

**煨腎散** 甘遂摻猪腰，煨，末之。

**禹功散**

## 脅痛第四十二

脈弦，由肝木氣實火盛，或因怒氣大逆，肝鬱木盛[一]，或因謀慮不決，風中於肝，皆使木盛生火，火盛肝急而作痛。治宜以辛散之，以苦瀉之，當歸龍薈丸、瀉青丸等。

〔一〕「鬱木盛」：《脈因證治·二十五脅痛》作「氣鬱甚」。

有瘀血停留於肝，歸於脅下而痛，病則自汗，痛甚，按之益甚。治宜破血爲主，活[一]血爲佐，復元活血丹、導滯當歸丸等。

有痰積流注厥陰之經，脅下痛，病則咳嗽，急引脅痛，治宜行氣去痰，二陳湯加南星、青黛、香附、青皮等。

**龍薈丸**　治食積發[二]，木盛脅痛。

柴胡　甘草　青皮　黄連　當歸　大黄　木香　蘆薈　川芎　草龍膽

**左金丸**　治肝火。

黄連六錢　茱萸一錢

**活血丹**[三]　治死血。

**導痰湯**　治痰積流注。

[一]「活」：《脈因證治·二十五脅痛》作「潤」。

[二]「發」：《脈因證治·二十五脅痛》其下有「熱」字。

[三]「活血丹」：《脈因證治·二十五脅痛》作「治血湯」。

外有肝中風、左脅偏痛。肝中寒、脅下攣急。肝積、左脅痛。肝實、肝虛、筋實、懸飲、息積、肉虛、左脅因嗽而痛。膽實熱、脅下滿硬。飲水，脅下鳴逐。又有血枯證，脅滿支滿，經〔一〕氣不行。妨於食，肝傷脾。病至先聞腥臊臭，出清液，肝病。肺葉傷之。四支清，目眩，前後血，此得之少年脱血、房事，肝傷氣竭致之。脅滿面黑，不能反側者死。

## 身體痛第四十三

傷寒太陽經表證，六脈俱緊。陰毒傷寒，身如被打，脈沉緊。傷寒發汗後痛，氣血未和，脈弦遲。傷濕，濕流關節，一身盡痛，風濕相搏，肢體重痛，不可轉側，脈緩。虛勞之人痛，氣血虛少，脈弦小。諸痛皆生於氣。

台烏一兩　香附四兩　陳皮　蘇葉　乾薑五錢　檳榔　名正氣天香丸。

〔一〕「經」：《脈因證治・二十五脅痛》作「絡」。

貼痛，芥菜研水敷。

熨痛，醋炒灰，布裹熱熨。葱艾炒、韭炒亦可。茱萸，醋研敷亦可。

治膝痛，脚骨熱痛，或赤腫，行步難。

蒼术米泔浸一日夜　鹽炒柏酒浸一日夜

右煎服。

## 癆瘵第四十四

俗聲傳屍，雖多種不同，其病與前人相似，大略令人寒熱盜汗，夢與鬼交，遺泄白濁，髮乾[一]而聳，或腹中有塊，或腦後兩邊有小核數個，或聚或散，沉沉默默，咳血嗽痰，或腹下痢，羸瘦困乏，不自勝持。雖不同證，其根多有蟲嚙心肺一也。蓋因陰虚，或痰與血病。

[一]「乾」：原脱，據《脈因證治・十三勞》補。

方　青蒿二錢　童便四升

文武火熬至七分，去蒿，再熬至一升半，入猪膽汁十個、檳榔末、辰砂，再熬數沸，甘草末收之。

方　治虚勞痰。

四物湯加竹瀝、薑汁、童便，或加參、术。

傳屍癆：

**李法三拗湯**　治傳屍一切諸證，先服此方，後服蓮心散，萬不失一。

麻黄　甘草　杏仁

薑、棗煎服，痰清則止。

**蓮心散**　川芎一兩　川歸　黄芪　前胡　柴胡　鱉甲醋炒　甘草　獨活　羌活　防風　麻黄去節　防己　赤芍　桂　杏仁去皮尖　蓮肉去心　阿膠　南星　陳皮　芫花醋炒黑乾　枳殻麩炒　半夏　茯苓　黄芩

右除芫花，每服二錢半，水小二盞半，薑三片，棗一個，芫花一抄，煎至八分服，須吐有異物，漸減芫花，蓋反[一]甘草，殺蟲少之。

**調鼎方**　治傳屍勞有神效。

混沌皮一具，醋煮一宿，焙乾　鱉甲炙　黄連　桔梗　芍藥　大黄　甘草　豉心　苦參　貝母　秋石另研[二]　知母　草龍膽　黄柏蜜炙　芒硝飛　蓬术一個　犀角

右煉蜜爲丸，温酒下二十丸。腸熱食前，膈熱食後，一月平安。

**白蠟塵**　治瘵蟲。

## 喉痹第四十五

蓋因痰熱内結，雖有蛾閉、木舌、子舌、纏喉、走馬八[三]名，火則一也。

夫少陰君火，少陽相火，并絡於喉，氣熱則結，甚則腫脹，甚則痹，痹甚不通則

〔一〕「蓋反」：《脈因證治·十三勞》作「及」。
〔二〕「研」：原脱，據《脈因證治·十三勞》補。
〔三〕「八」：《脈因證治·五十喉痹》作「之」。

死。惟喉痹急速，相火之爲也。至如嗌乾痛、咽頷腫、舌木〔一〕强，皆君火之爲也。治法：微以鹹軟之，甚以辛散之。痰結則吐之，甚則砭出血之。人火以凉平之，龍火以火逐之，凉劑熱服是也。宜刺少商出血。

**方**〔二〕　朴硝　牙硝各另研

青魚膽放硝上，乾，方研爲末，以竹管吹入喉中，痰出即愈。

**秘方**　桐油脚鵝翎刷取吐痰爲妙　又皂角取吐

又　僵蠶同薑研服，解毒。

又　生艾汁亦解。

**玉**〔三〕**匙散**　治風熱喉痹及纏喉風。

朴硝一兩　硼砂五錢　腦子五錢　僵蠶

〔一〕「木」：《脈因證治·五十喉痹》作「本」。
〔二〕「方」：《脈因證治·五十喉痹》其上有「秘」字。
〔三〕「玉」：《脈因證治·五十喉痹》作「五」。

以竹管吹入喉中。

**神效散** 治熱腫，語聲不出。

荆芥穗另 萞麻去皮，另。各一兩

右蜜丸皂子大，嚼含化。

**蜜附子** 治腑寒咽門閉，不能咽。

大附子生，去皮臍，切片，蜜涂，炙黄，含之咽津。

**雄黄解毒丸** 治纏喉風及喉痹，倒仆失音，牙關緊急，不省人事。

雄黄一錢，飛 鬱金 巴豆十四個，去油

右醋糊丸，緑豆大，熱茶清下丸子九〔一〕丸，取吐即止。

又方 膽礬一錢，以烏梅肉裹之，外以綿裹含。

**龍火拔毒散** 治纏喉急證。先以針出血，後以此丹，用新水掃之。

陽起石煅 伏龍肝等分，水敷

〔一〕「九」：《脈因證治·五十喉痹》作「一」。

又　白瑞香花根，研水灌之。

咽病[一]狀：咽者，咽物處[二]也。咽腫不能吞，乾則不能咽。或因多飲咳熱，或嘔吐咯傷，皆致咽系乾枯之所爲也。

喉病狀：喉者，聲音出入處也。藏熱則暴腫閉塞。

懸壅：俗云蛾也。在上腭。咳而聲嘶喉破也。俗云聲散。

## 蝦蟆瘟第四十六

風熱也，宜服車前葉汁，又宜解毒丸下之。

附方　側柏葉汁調蚯蚓糞敷，燒灰大妙。

又　丁香尖、附子尖、南星，醋磨服。

〔一〕「病」：原作「物」，據下文「喉病狀」改。
〔二〕「處」：原作「久」，據《脈因證治·五十喉痹》改。

又　五葉藤汁敷，妙。

## 口甘苦第四十七

口甘，脾熱也，三黄丸治之。

口苦，膽熱也，乃謀慮不决，柴胡湯主之。柴胡加麥門冬、酸棗仁、地骨皮、遠志。

## 舌第四十八

心脈繫舌根，脾脈絡繫舌傍，肝脈〔一〕絡舌本。因風寒所中，則舌卷縮而不言；七

〔一〕「肝脈」：《脈因證治·五十一口》其下有「腎脈」二字。

情所鬱，則舌腫滿而不得息。肝壅則血上涌，心熱則裂而瘡，脾熱則苔滑[一]，脾熱則舌强，脾閉則白苔如雪。

**金沸草散** 治風寒傷心脾，令人寒熱，齒浮舌腫。

荆芥四錢 旋覆花 前胡 麻黄各三錢 半夏 甘草一錢

**升麻柴胡湯** 治心脾虚熱上攻，舌上瘡，舌本强，兩頰腫痛。

石膏煅，二錢 升麻 芍藥 梔子 木通一錢 杏子 大青 黄芩三分 柴胡一錢

敷舌腫，破鍋底黑[二]，醋鹽調敷。

出血如泉，白膠香、五倍子、牡蠣[三]糁。

白苔語澀，薄荷汁、白蜜，薑汁揩敷。

[一]「滑」：《脈因證治·五十一口》其下有「是虚熱」三字。

[二]「黑」：《脈因證治·五十一口》作「煤」。

[三]「牡蠣」：《脈因證治·五十一口》其下有「末」字。

# 目第四十九

因風熱、血少、神勞、腎虚。

病在腑則爲表，除風散熱；在臟則爲裏，宜養血安神。

如暴失明，昏澀，翳膜，眵泪，斑入眼，皆表也，宜發表〔一〕以去之。

如昏弱不欲視物，内障見黑花，瞳散，皆虚〔二〕也，血少、神勞、腎虚也，宜養血、補水、安神。

**撥雲湯** 羌活 防風錢半 藁本 川芎 荆芥一錢 葛根 細辛 柴胡 升麻五分 川歸 知母 黄柏 黄芪 甘草一錢

〔一〕「表」：《脈因證治·五十三目》作「散」。

〔二〕「虚」：《脈因證治·五十三目》作「裏」。

内障是[一]虚火盛，加四君子湯、五味、茯苓；濕熱加黄芩、黄連、生地；睛痛，加四物湯；胸中不利，加槐子；水[二]翳，加羚羊角；大府秘，加大黄。

凡目暴赤腫，以防風、黄芩爲君以瀉火，黄連、當歸爲佐以養血，使以羌活、升麻、柴胡、白芷、甘草。

白睛紅，加白豆蔻少許。

凡目久病昏闇，以熟地、川歸爲君，以羌活、防風、乾菊之類爲佐。

**退雲丸**[三] 治一切翳暈、内外障昏無睛，屢效。

川歸酒洗 川芎兩半 犀角 楮實 蟬蜕 黄連 薄荷各五錢 乾地黄酒浸，一兩 瓜蔞根一兩 羌活一兩 川木賊一兩半，童便浸一宿，去節，火乾用之

右煉蜜丸，米飲下。婦人川歸湯下，有氣木香湯下。

---

〔一〕「是」：《脈因證治・五十三目》其下有「脾」字。

〔二〕「水」：《脈因證治・五十三目》作「赤」。

〔三〕「退雲丸」：《脈因證治・五十三目》作「神仙退翳丸」。

**瀉青丸**　治風熱。

**熟地黄丸**　治血少。

**駐景丸**　補腎水。

車前子三兩　熟地三兩　菟絲子五兩

**槐子散**　治體肥氣盛，風熱上行，目昏澀。

槐子　黄芩　木賊　蒼术

末之，茶點服之。

**桔梗丸**　治太陽衛虚血盛，瞳人腫痛，眼黑，肝風盛。

桔梗一斤　牽牛頭末，三兩

蜜丸，水下。

**羊肝丸**　治一切目病，不問盲障。

白乳羊肝一具，以竹刀去膜　黄連一兩　川歸　乾菊　防風　薄荷　荆芥　羌活

川芎三錢

右爲末，羊肝搗丸，漿水下。

**地芝丸** 治不能遠視，能近視，此除風熱。

地黄 天門冬四兩 枳殼炒 乾菊二兩

右蜜丸，茶酒任下。

**定志丸** 治不能近視，能[一]遠視。

人參 遠志 菖蒲 茯苓

蜜爲丸下。

治瞳子散大，此辛熱之爲也：

黄芩 黄連除風熱 歸身 地黄養血凉血 地骨皮 五味收散 天門冬瀉熱補氣

點方：

**百點膏** 黄連二錢，水大碗，以火熬至一半 加川歸六分 防風三分 蕤仁去皮尖，三分

右熬水中不散，加蜜少許點之。蔓荆子、椒根、地黄、甘草、荆芥、麻黄、升麻，隨所長加之。

[一]「能」：《脈因證治・五十三目》其上有「反」字。

**金絲膏**〔一〕

**七寶膏**　真珠　珊瑚　爐甘石三〔二〕味俱煅七次，以連水浸七次　辰砂　腦　麝　蕤仁去殼

右研末點。

**家珍方**〔三〕　眼稍赤。

白礬飛過，三錢　銅緑五分　密陀僧一錢　輕粉少許

末，貼之。

**驗方**〔四〕　痘後上翳。

穀精草　蛇殼　緑豆粉〔五〕　天花粉

〔一〕「金絲膏」：《脈因證治・五十三目》無，疑爲衍出。
〔二〕「三」：原作「二」，據《脈因證治・五十三目》改。
〔三〕「家珍方」：原脱，據《脈因證治・五十三目》補。
〔四〕「驗方」：原脱，據《脈因證治・五十三目》補。
〔五〕「粉」：《脈因證治・五十三目》作「殼」。

右等分，粟米泔浸，煮蜜柿乾爲度，食之〔一〕。

爛翳：

茜藤〔二〕灰、燈草，點，須臾大痛，百節草刮去。

**春雪膏** 朴硝，置豆腐上蒸，待流下，用瓦器承之，點赤眼。

又 黄丹、白礬點赤眼。

## 耳第五十

因風熱、氣虚火勝〔三〕，風〔四〕耳痛。全蝎一兩，生薑三兩，切作方塊，同炒熟，去薑，末之，湯點。

〔一〕「柿乾爲度，食之」：原在下文「爛翳」句末，據《脈因證治·五十三目》改。

〔二〕「藤」：《脈因證治·五十三目》作「根」。

〔三〕「勝」：《脈因證治·五十四耳》作「昇」。

〔四〕「風」：《脈因證治·五十四耳》其下有「毒」字。

聤耳出膿：桑螵蛸一介，火炙，麝一字，另研摻之。又加染坯枯礬吹之。

蟲入耳中：麻油灌耳中，蟲出。

耳痛甚：茱萸、烏附尖、大黄，同爲末，盦涌泉，即脚底心也。

## 鼻第五十一

肺竅也，心肺有病，而鼻爲之不利也。有寒，有熱。

寒則表之：羌活、獨活、防風、升麻、乾葛、白芷、黄芪、蒼术、甘草、川椒。

熱則清之：黄芩、黄連。

酒皶鼻，乃血熱入肺，四物加酒芩、酒紅花，煎服。

敷，乳香、硫黄。酥調敷。蘿蔔内煨烏尖。又鴨嘴、膽礬敷。

齆鼻，乃肺氣盛也，枯礬研爲麵脂，綿裹塞〔一〕，自消。

---

〔一〕「塞」：《脈因證治・五十五鼻》其下有「鼻」字。

瓜蒂末，綿裹塞亦可。

又　木通、細辛、附子炮，蜜和綿裹，塞鼻亦可。

服用防風通聖散，加好三棱、茱萸、海藻，并酒浸，炒乾爲末，每一錢五分，任湯下。

鼻淵，乃膽移熱於腦，通聖散加薄荷、黄芩、黄連、辛夷。又孩兒茶服，妙。

# 齒第五十二

夫齒，腎之標，骨之餘。上齦，胃絡貫也，喜熱惡寒；下齦，大腸絡也，惡熱喜寒。蓋因腎衰則豁。

大腸壅，齒爲之浮；大腸虚，齒爲之宣露。熱甚則齒動齦脱，作痛不已；寒邪氣〔一〕邪客腦則腦痛，袒露疼痛。

〔一〕「氣」：《脈因證治·五十六齒》作「風」。

**羌活散**　麻黄去根節　羌活一錢　防風三錢　細辛　升麻　柴胡　當歸　蒼朮一錢五分　白芷三錢　黄連　骨灰二錢　桂枝

右爲末，先以湯嗽口净，擦之，漱之。

又　蒺藜五錢，青鹽三錢，漿水二碗，煎半，熱漱〔一〕。

又　烏豆〔二〕、熟艾、葱、川椒，濃煎漱，有濃痰出則安。

治蟲散氣，蓽茇、木鱉，同研，搐鼻。

因氣走注，藁本、剪草、細辛，熱漱。

治骨槽風，皂角，不蛀者去子，入杏仁在子位上。

右燒存性，每兩入青鹽一錢，揩用。

治風蛀牙，北棗一個去核，入巴豆一粒，合成，文武火上炙焦成灰樣，放地上良久，研細，以紙捻入蛀孔十次。

〔一〕「漱」：《脈因證治・五十六齒》作「服」。
〔二〕「豆」：《脈因證治・五十六齒》作「頭」。

# 丹溪手鏡卷之下

## 咳逆痰嗽第一

脈出魚際，逆氣喘息。脈浮爲風，緊爲寒，數爲熱，細爲濕。此生於外邪之所搏。脈浮緊則虚寒，沉數則實熱，弦澀則少血，洪滑則多痰。此皆生於内氣之鬱。又，弦爲飲，人壯可吐之愈，沉者不可發汗。

風寒爲病，主乎肺，以肺主皮毛而司於外，傷之則腠理不疏，風寒内鬱於肺，清肅之氣不利，而生痰動嗽。又，寒飲食入胃，從脾脈上至於肺，則肺寒，内外相合邪，因而嗽之。

火盛炎爍肺金，遂成鬱遏脹滿，甚則乾咳無痰，或吐血痰。好色腎虚，陰虚生火，肺津耗散，津液氣血皆化爲痰矣。痰則氣滯，妨礙昇降。有論咳者，衛氣之失；嗽者，榮血之失。外傷六氣，隨風寒暑濕燥火，感其部位，察而表之；内傷七情，皆胃受之，而關於肺。

傷風咳者，憎寒壯熱，自汗惡風，口乾煩躁，宜麻黄湯。遺屎，赤石脂〔一〕。

傷寒咳者，發熱無汗惡寒，無渴。

傷暑咳者，煩熱引飲，或吐沫、聲嘶、咯血。

傷濕咳者，骨節煩疼，四肢重着，洒洒淅淅。

喜傷心咳者，喉中介介如腫，甚則咽腫喉痹。又，自汗咽乾，咯血，此勞傷心，宜桂枝湯，小腸受之，與氣俱失，宜芍藥甘草湯。又云五味子主之。

怒傷肝，咳而兩脅下痛，不可轉或左脅偏痛引少腹，宜小柴胡湯；膽受之，嘔苦汁，宜黄芩半夏湯，又云甘草治之。

思傷脾，咳而兩脅下痛，引肩背又腹脹心痛，不飲食，此飢飽之傷，宜升麻湯。

〔一〕「脂」：《脈因證治·二十六逆痰嗽》其下有「禹餘糧湯、桃仁湯」七字。

胃受之，嘔長蟲，宜烏梅湯。又云，人參主之。

憂傷肺，咳而喘息有聲，甚則吐血，或吐白沫，口燥聲嘶，此叫呼傷肺；大腸受之，遺屎。治同氣下條。又云，枳殼治之。

恐傷腎，咳而腰背相引痛，甚則咳涎，或寒熱喘滿引腰背，此房勞傷腎，宜麻黄細辛附子湯。膀胱受之，遺溺，宜茯苓甘草湯治之。

久嗽不已，三焦受之，腹滿不欲食，此皆聚於胃關於肺，令多涕唾而面浮腫，氣逆也，宜異功白术散。

**張論**　有貧者外感之由，《經》曰：秋傷於濕，冬必咳嗽。又曰：歲火太過，肺金受邪，病嗽是也。有富貴者，多食厚味，熱痰所成也，謂之涎嗽是也。

**李論**　皆脾弱受病，肺金受邪，飲食不行，留積而成痰，衝肺道而成嗽。

**劉論**　皆脾虚而成痰，傷肺而成嗽。

有論痰嗽潮熱四證：因痰嗽者，潮熱大體雖同，動作有異，或因虛傷冷，則先痰嗽，嗽久不已，血形如線，隨痰而出，惡寒發熱，右寸脈浮而數，外證日輕夜重，面白痰清。

因憂愁大怒則吐血，而後痰嗽，少寒多熱，左寸脈沉小而數，外證心下噎塞，情思不樂，飲食不下。

或蠱注相搏，或死魂相逐，則先嘔血，不知來處，微有痰嗽，漸生寒熱，兩手脈弦細而數，外證食不爲肌，煩亂動變不常，身體酸疼倦，久久嗽搐痰多，或喘，或瀉，即死。

或先因傷寒傷濕，解利不盡，雖病退人起，飲食減少，不生肌肉，身倦無力，勞力則熱，身體酸疼如勞狀，但不吐血，不發潮熱，經二三年醫無驗，此是餘毒伏於經絡，其脈弦也，再發即愈。

**治法論**

咳嗽、痰嗽，分而爲二。

咳者，謂無痰而有聲，乃肺氣傷而不清，關於肺也，宜以辛潤其肺，青陳皮以散三焦之氣壅。

嗽者，謂有痰而無聲，乃脾濕而爲痰而以嗽，皆積於肺〔一〕也。蓋因傷於肺氣，動於脾濕，咳而爲嗽也。蓋脾無留濕，雖傷肺氣而不爲痰。然寒暑燥濕風火皆令人嗽，獨濕病痰飲入胃，留而不行，上入於肺，則爲咳嗽也，宜以化痰爲先，下氣爲上。假令濕在心經，謂之熱痰，濕在肝經謂之風痰，濕在脾經謂之濕痰，濕在肺經謂之氣痰，濕在腎經謂之寒痰。

痰而能食者下之；不能食者，厚朴湯主之。

痰而熱者，柴胡湯加石膏主之。

痰而寒者，小青龍加杏仁主之。

張之治風痰，以通聖散加半夏，暑痰以白虎、凉膈，火痰以黄連解毒，濕痰以五苓白术，燥嗽以木香葶藶散，寒嗽以寧神寧肺散，更分吐、汗、下也。

又大熱大飲，凝於胸中而成濕，故作痰矣。宜吐之。

方　南星　半夏　枳殼　陳皮

〔一〕「肺」：《脈因證治·二十六逆痰嗽》作「脾」。

風痰脈弦，加通聖散；熱痰脈洪，加小柴胡、青黛、黄連；濕痰脈緩，加蒼朮、防己；寒痰脈沉，加桂、杏仁、小青龍；氣痰脈澀，加青皮、陳皮；氣上逆，加苦葶藶；氣促，加人參、桔梗；發熱，加黄芩、桔梗；熱上喘涌，加寒水石、石膏；痞加枳實，重加茯苓；浮腫，加郁李仁、杏仁、澤瀉、茯苓；大便秘，加大黄；能食，加承氣；不能食，加川朴。

**利膈丸**　治胸中不利，痰嗽喘促。

木香　檳榔各一錢　枳殼麸炒，一兩　厚朴三兩　大黄酒製，一兩　川歸　人參各三錢

**紫蘇飲子**　治脾肺受寒，痰涎嗽。

紫蘇子　桑白皮　青皮　陳皮　杏仁　麻黄　半夏　五味　炙甘草　人參

**千緡湯**　治痰。

半夏一兩　皂角去皮弦子，半兩　雄黄

右以水三升，薑八片，煎至半，以手揉洗之絹袋，取清汁服。

**秘方**　治風寒，行痰，開腠理。

二陳湯加麻黄、杏仁、桔梗。
治火嗽，黄芩、黄連、瓜蔞、海石。
治勞嗽，四物湯加竹瀝、薑汁。
治肺脹及火鬱：
訶子　杏仁　半夏　瓜蔞　青黛　香附子
治痰積方：
南星　半夏　瓜蔞　青黛　石碱
肝痛，疏肝氣，加青皮。
上半日嗽，多屬胃火，加貝母、石膏；下半日嗽，多屬陰虚，加知母、黄柏、川芎、川歸；虚甚好色者，加人參膏、陳皮、生薑。
酒病嗽：
白礬研，一兩　杏仁一升
右以水一升，煎乾，攤瓦上，露一宿，炒乾，夜飯後嚼杏仁十五個。
**鵝管石散**　治風入肺脘。

南星　雄黄　款冬花　鵝管石

右爲末，入艾中，放薑片上[一]，置舌上灸，煙入咽内，以多爲妙。

**青礞石丸**　化痰。**沉香丸**　治痰。

痰嗽：

南星　半夏　茯苓　陳皮　風化硝　貝母　滑石　白芥子

熱加黄芩、青黛，風加皂角，濕加蒼术，結加枳實，潤加瓜蔞仁。

勞嗽：

四君子　百合　款花　細辛　桂　五味　阿膠　天門冬　杏仁　半夏　黄芪　芍藥

右水煎服。

## 逆第二

謂氣上逆，肺壅而不下。

---

〔一〕「片上」：原脱，據《脈因證治·二十六逆痰嗽》補。

**皂角丸** 治上氣逆。

**竹茹** 治氣上逆因熱者。

**麥門冬湯** 治大逆上氣。

**麻黄厚朴湯** 治上氣脈浮。

**澤漆湯** 治上氣脈沉。

澤漆 桑白皮六錢 射干 茯苓 黄芩 朮四錢

不治證：

喘嗽上氣，脈數有熱，不得卧者死；上氣面浮，肩息，脈浮大者死。

久嗽數歲，脈弱者生，實大數者死。

暴嗽，脈散者死。

喘息，脈滑，手足温者生，脈濇，手足寒者死。

肌瘦下脱，熱不去者死。

咳嗽形脱，發熱，脈小堅急者死，脈小沉伏者死。

咳而嘔，腹脹且泄，脈弦急欲絶者死。

## 喘第三

因虚：氣虚，火入肺；陰虚，火起衝上；肺虚，必咽乾無津，少氣不足以息也；腎虚，先覺呼吸短氣，兩脅脹滿，左尺大而虚者是，治宜補腎。

因實：有痰、有水氣乘肺；氣實肺盛，呼吸不利，肺氣壅滯，右寸沉實者是，其肺必脹，上氣喘逆，咽中如塞，如嘔狀，自汗，治宜瀉肺。

因邪：由肺感寒邪，伏於肺經，關竅不通，呼吸不利，右寸沉而緊，亦有六部俱伏者，發散則身熱退而喘定。

方

氣虚，人參、黄柏蜜炙、麥門冬、地骨皮。

陰虚，四物加黄連。有痰加枳殼、半夏。陰則血也。

痰，二陳湯加南星、枳殼、皂角。

**神秘方** 治水氣逆上乘肺，肺浮而氣不通，其脈沉大，不卧者是，卧則喘也。

紫蘇子　陳皮　桑白皮　生薑　茯苓　人參五錢　木香二錢

右㕮咀，煎服。

**瀉白散**　治陰氣在下，陽氣在上，咳喘嘔[一]逆。

桑白皮　地骨皮　青皮　五味　甘草　人參　茯苓　杏仁

痰加半夏、桔梗。

劫喘，治喘甚不可用苦寒藥者，以温劫之。

椒目二錢[二]，爲末，薑湯下。

又　蘿蔔子炒、皂角燒存性，薑汁丸，噙化。

又　大黄、牽牛炒，蜜水下二錢。

**猪肚丸**　治喘年深，或作或止。

---

〔一〕「喘嘔」：原作「嘔喘」，據《脈因證治·二十七喘》及文意乙轉。

〔二〕「二錢」：原脱，據《脈因證治·二十七喘》補。

雄猪肚一個，治[一]如食法，入杏仁五兩，綫縫其口，醋三碗，煮乾，先食肚，次以杏仁新瓦上焙乾，捻去皮，旋食，永不作。

分論咳嗽喘息：

咳者，無痰有聲，喉中如癢，習習如梗，甚者續續不止，連連不已，衝擊膈間，外有心咳，肺咳上逆者是。

嗽者，有痰。外有勞瘵、喘促、嗽血者，是肺痿、肺癰。

喘者，促促而氣急，喝喝而氣息數，張口抬肩，摇身滚肚，外有脚氣。

氣逆者，但氣上而奔急。外有肺中風、肺中寒、肺中暑、肺水、肺熱、肝熱、膽寒、心熱、腸痹、痰水。

短氣者，呼吸雖數而不能相續，似喘而不摇肩，似呻吟而無痛。外有脾中風、肺熱、腎[二]虚、歷節風、憂氣、胸痞、痰飲、短氣。

[一]「治」：原脱，據《脈因證治·二十七喘》補。
[二]「腎」：其下原衍「熱」字，據《脈因證治·二十七喘》删。

脈寸口沉，胸中短氣；辟大而滑，中有短氣；浮而絶者，氣微弱者，少氣。

## 宿食留飲第四 痰飲六飲附

脈寸口浮大，按之反澀，尺中亦微而澀，宿食也。

脈寸口如轉索而緊，宿食也。

脈滑而數者，宿食也，當下之。

又浮而滑者，宿食也；脈沉，病若傷寒者，宿食留飲，當下之。

下利不欲食者，宿食。

脈短疾[一]而滑，酒病。脈浮而細滑者，傷飲。

**宿食狀**

《千金》云：胃中有癖食冷物則痛，不能食；有熱物則欲食。

[一]「疾」：原脱，據《脈因證治·二十八宿食留飲》補。

大腹有宿食，則寒凛如瘧發熱狀；小腹有宿食，即暮發熱，明旦復止。

又有云，病宿食則頭痛、惡風憎寒，心腹脹滿，下利，不欲食，吞酸噫氣腐氣，或腹脹泄瀉，及四肢浮腫。若胃實寒，食反留滯，其脈滑而數，宜下之愈。若虛，其脈浮大，按之反澀，尺中亦微澀，宜温消之。

**痰飲狀**

或咳，或喘，或嘔，或泄，暈眩，嘈煩，悸忪，惧愯，寒熱，疼痛，腫滿，攣癖，癃閉，痞膈，如風，如顛。

懸飲者，飲水留在脅下，咳唾引痛。治法當下。

溢飲者，飲流於四肢，當汗不汗，身體疼痛。法當汗。

支飲者，咳逆倚息，短氣不得卧，其形如腫。隨證汗、下之。

痰飲者，其人素盛今瘦，腸間漉漉有聲。宜治濕，從小便去之。

留飲者，背寒如手大，或短氣而渴，四肢歷節疼，脅下痛引缺盆。

伏飲者，膈滿喘咳，嘔吐，發則寒熱、腰背痛，目泪，惡寒，振振然。

## 李論

飲食自倍〔一〕，腸胃乃傷，復加之，則胃化遲難，故宿食飲留。食者物也，有形之血也，因而飽食，筋脈横解腸爲重，或嘔，或吐，或下利，甚則心胃大痛，犯其血也，宜分寒熱輕重而治之。如初得，上部有脈，下部無脈，其人當吐，不吐者死，宜瓜蒂散吐之。輕則内消宿食，縮砂、神麯是也；重則除下，承氣類也；寒則温之，半夏、乾薑、三棱、莪术等也；熱則寒之，大黄、黄連、枳實、麥蘖等也。

飲者，水也，無形之氣也。因而大飲則氣逆，形寒飲冷則傷肺，病則爲咳滿、水泄，重而爲蓄積。輕者宜取汗，利小便，使上下分消其濕，解醒湯、五苓、半夏、术、殼之類是也；重者，三花神祐等也。

又一云：凡傷西瓜、冷水、羊乳寒濕之物，白术二錢，川烏二錢，防己一錢，丁香、甘草各五分。凡傷羊肉、濕麵濕熱之物：白术，連一錢，大黄二錢，甘草。已上二

〔一〕「自倍」：原脱，據《脈因證治·二十八宿食留飲》補。

證，腹痛白芍藥一錢，心下痞加枳實，腹脹加厚朴，胸中不利加枳殼，胸中寒加陳皮，渴者加茯苓，腹中悶加蒼术，及體沉重加蒼术。大抵傷冷物巴豆爲君，傷熱物大黄爲君。

**張論**

飲食不消，分貧富而治之。富者乃膏粱太過，以致中脘停留，脹閉痞隔，酸心，宜木香導飲丸主之。貧者飲食粗，動作勞，酒食傷之，以致心腹滿悶，時吐酸水，宜進食丸主之。又重者，證太陽〔一〕傷寒，止脈沉，宜導飲丸主之。

又論：留飲，蓄水而已，雖有四、有五之説，止一證也。夫鬱憤而不伸，則肝氣乘脾，脾氣不濡，亦爲留飲。肝主慮，久不决則飲氣不行；脾主思，久則脾結，亦爲留飲。乘困飲水，脾胃失衰不能布散，亦爲留飲。飲酒過多，胞經不及滲泄，亦爲留飲。渴飲冷水，乘快過多，逸而不動，亦爲留飲。

夫水者，陰物也。但積水則生濕；停酒則發燥，久則成痰。在左脅同肥氣，在右

〔一〕「證太陽」：《脈因證治・二十八宿食留飲》作「病證同太陰」。

脅同息賁。上入肺則喘，下入大腸則瀉，入腎則涌水，在太陽爲支飲，皆由氣逆得之。故濕在上者，面浮目黄；在下者，股膝腫滿；在中者，支飲痞膈痰逆。在陽不去，久而化氣；在陰不去，久而成形。宜治以導水如禹功，調以五苓、葶藶、椒目逐水爲全矣。

劉用**檳榔丸**治傷之輕，飲食不化，心腹膨脹。

檳榔　木香各一錢　陳皮八錢　牽牛頭末，四錢

右醋糊丸，薑湯下二十丸。

**雄黄丸**　治傷之重，腹脅虚脹。

雄黄一兩，另研　巴豆五錢，生用

凡治法同心痛條下。

**瓜蒂散**　主吐，心腹卒痛，悶亂急劑。

瓜蒂　赤小豆各三錢

右爲末，每一錢，温水下。

**枳术丸**　治傷食。〔一〕

枳實半兩　白术一兩

痞悶，加麯蘖；滯氣，加檳榔、木香、青皮；傷熱，加大黄、黄連、黄芩；濕，加蘿蔔子；熱，加連；伏濕痞悶，加茯苓、澤瀉；病後食傷，加梔子；濕麵油膩，加豆粉、半夏；傷冷硬，加草豆蔻、莪术；傷水，加乾薑；心胃痛，加縮砂、丁香；傷胃，加人參、半夏。

**解酲湯**　治傷酒。

白豆蔻　縮砂　生薑　葛花各五錢　木香五分　茯苓　陳皮去白　猪苓去皮　參　白术各錢半　青皮三錢　炒麯　澤瀉各三錢

右爲末，白湯下。

〔一〕「治傷食」：底本自「治傷食」至「控涎丹」之間兩葉，每葉上半部均有缺失，現據《脉因證治·二十八宿食留飲》補。

**秘方** 治胸[一]中有物，惡食。

二陳湯加白术、山楂、川芎、蒼术、神麯炒。

**神祐丸** 治留飲、懸飲，脈弦。又治脈伏，其人欲自利，難利，心下續築滿，此爲留飲欲去故也。

**茯苓桂术甘草湯** 治心下有痰飲，胸脅肢滿，目眩。

**大青龍湯** 治溢飲體疼，當發其汗。

麻黄七錢半 桂枝 甘草各二錢 杏仁 石膏鷄子大 半夏濕[二]加

**澤瀉湯** 治心下有支飲，其人苦冒眩。支飲不得息，加葶藶、大棗。

**朴黄湯** 治支飲胸滿。

厚朴 大黄

**二陳湯** **小半夏湯** 治嘔家本渴，今反不渴，心下有支飲故也。治先渴却嘔，水

〔一〕「胸」：《脈因證治·二十八宿食留飲》作「胃」。

〔二〕「濕」：原作「續」，據《脈因證治·二十八宿食留飲》改。

停心下，屬飲也，加茯苓。

**五苓散** 治瘦人臍下有悸，吐涎沫而顛眩，水也。亦治停痰宿水。

**破飲丸** 治五飲結爲癥瘕，支飲，胸滿吐逆，心痛，大能散氣。

蓽撥 胡椒 丁香 縮砂 青皮 烏梅 木香 蝎梢 巴豆去油

以青皮同巴豆，漿水漬一宿，漉出，同炒，青皮焦，去豆不用，漬漿水淹烏梅肉，炊一熟飯，研細爲膏，薑湯下五七丸。

**控涎丹** 治患[一]胸背手脚頭項腰胯隱痛不忍，連筋骨牽鈎痛，坐卧不寧，時時走易。

甘遂 大戟 白芥子真者

糊爲丸。

## 噯氣吞酸嘈雜第五

因胃中有火，有痰。《三因》云：中脘有飲則嘈，有宿食則痛。

〔一〕「患」：原作「胃」，據《脈因證治·二十八宿食留飲》改。

二陳湯加南星、黄芩，治食鬱有熱吞酸。

**麯术丸** 治吞酸嘈雜。

縮砂 陳皮 炒麯 蒼术

麯丸。

方 治吞酸，濕熱所鬱。

黄連薑汁炒 茱萸炒 蒼术 茯苓

湯浸餅丸。

吐清水：

蒼术陳壁土炒 茯苓一錢 滑石炒 白术一錢半 陳皮五分

煎服。

**燥飲丸** 治痰飲心痛。

乾螺殼墻土上者 蒼术

麯爲丸。

**木香丸**　治槃[一]氣者，宿食也。

木香　蓬朮　胡椒　半夏　乾漆炒煙盡，各五錢　縮砂　桂心　青皮三兩　附子炮，去皮臍　三棱醋炒　白薑一兩

右爲末，蜜爲丸如梧桐子大，每服五十丸，薑湯下。

**感應丸**　治同前。

肉豆蔻　川薑[二]　百草霜各二錢　木香一兩　蓽澄茄　三棱[三]各一兩　巴豆百粒，去皮　蠟四兩　杏仁百粒，去皮

右除巴豆、杏仁外，爲末，次下别研巴、杏，和匀，先將油煎蠟溶化，傾在藥内和成劑，入舂内杵千餘下，旋丸如緑豆大，每服三五丸，温湯送下。

---

〔一〕「槃」：原脱，據《脈因證治·二十九噯氣吞酸嘈雜》補。

〔二〕「薑」：《脈因證治·二十九噯氣吞酸嘈雜》作「芎」。

〔三〕「三棱」：其下原衍「油」字，據《脈因證治·二十九噯氣吞酸嘈雜》删。

# 積聚第六

脈來細而附骨者，乃積也。寸口見，積在胸；尺中見，積在氣衝；關上見，積在臍傍。左積左，右積右。脈二出，積在中央處其部。

脈浮而毛，按之辟易，脅下氣逆，背相引痛，名肺積。

脈沉而芤，上下無常處，胸滿悸，腹中熱，名心積。

脈弦而細，兩脅下痛，邪走心下，足腫寒重，名肝積。

脈沉而急，若脊與背相引痛，飢見飽減，名腎積。

脈浮大而長，飢減飽見，腹滿泄嘔，脛腫，名脾積。

寸口沉，而横脅下及腹中，爲横積。

脈小沉而實者，胸胃中有積聚，不下食，食則吐。

脈沉而緊，若心下有寒時痛，有積聚。

關上脈大而尺寸細者，必心腹冷積。

脈弦，腹中急痛爲瘕，脈細微者爲癥。遲而滑，中寒有癥結。駛而緊，積聚有擊痛。脈沉重中散者，寒食成癥瘕；脈左轉沉重者，病癥瘕在胸；脈右轉不至寸口者，內有肉癥。

蓋積者，繫於藏，始終不移；聚者，繫於腑，發痛轉移，隨氣往來，如有坯塊。癥者繫於氣，瘕者繫於血。因外有寒，血脈凝澀，汁沫與血相摶，則氣聚而成積矣。又因七情憂思傷心，重寒傷肺，憤怒傷肝，醉以入房，汗出當風傷脾，用力過度入房，汗出入浴傷腎。皆臟氣不平，凝血不散，汁沫相摶，蘊結成積。

又因食、酒、肉、水、涎、血、氣入積，皆因偏愛，停留不散，日久成積。塊在中爲痰飲，在右爲食積，在左爲血積。

又有息積者，乃氣息癖滯於脅下，不在臟腑榮衛之間，積久形成，氣不干胃，故不妨食。病者脅下滿，氣逆息難，頻歲不已，名曰息積。

有肝積，名肥氣，在左脅下，如杯，痎瘧連歲，中有血色。

有心積，名曰伏梁，起臍下，大如臂，上至心下，令人煩心，有大膿血在腸胃之外。

有肺積，名息賁，在右脅下，如杯，寒熱喘嗽。

有脾積，名痞氣，在胃脘，如盆，四肢不收，黃疸，飲食不爲肌膚，其食冷物，陽氣爲濕蓄。

有腎積，名奔豚，發於小腹，上至心下，如豚狀，上下喘逆，骨痿。

寒者熱之，結者散之，客者除之，留者行之，堅者削之，消者〔一〕摩之，鹹以軟之，苦以瀉之，全真氣而補之，隨所利而行之。

**五積丸** 黃連肝、腎五錢，脾七錢，心、肺一兩五錢 厚朴肝、心、脾五錢，肺、腎八錢 川烏肝、肺一錢，心、腎、脾五錢 乾薑肝、心五分，肺、腎錢半 茯苓一錢五分 人參脾、肺、肝二錢，心五錢 巴豆霜五分

右爲末，巴豆霜旋入，蜜煉爲丸如桐子大，初二丸，加至微溏。又有虛人不宜攻，以蠟匱其藥，且久留磨積。

肝積，加柴胡二兩，皂角二錢，川椒四錢，昆布、莪术各二錢半。

心積，加黃芩三錢，茯苓、桂、丹參、菖蒲各一錢。

〔一〕「者」：原脱，據《脈因證治・三十積聚》補。

肺積，加桔梗、天門冬、三棱、青皮、陳皮、白豆蔻各一錢，川椒、紫菀各一錢半。

腎積，加玄胡三錢，苦楝三錢，全蝎、附子一錢，澤瀉二錢，獨活一錢，菖蒲二錢，桂三分，丁香五分。

脾積，加吴茱萸、縮砂、茵陳、芩各二錢，澤瀉一錢，椒五分。秋冬，加朴一倍，減芩、連。服人覺熱加連，覺悶亂加桂，氣短減朴。

肉積，硇砂、水銀、阿魏。

酒積，神麯、麥糵。

水積，甘遂、芫花、牽牛。

食積，巴豆、礞石。

氣積，檳榔、木香。

血積，虻蟲、水蛭、桃仁、大黄。

涎積，雄黄、膩粉。

癖積，三稜、莪术。

魚鮮積〔一〕，陳皮、紫蘇、草果、丁香、桂心。

寒冷成積，附子、硫黄、朴。

**消塊丸** 三稜 莪术削堅 青皮 陳皮破氣 香附開氣 桃仁 紅花治血 靈脂破血 牛膝活血 二陳湯開皮裹膜外之痰 石鹼破痰塊 甘草 黄連吴茱萸炒 益智子炒 山楂破食塊

右爲末，醋糊爲丸，用葵根、石鹼、白术湯下。

**千金消食丸** 硝石六兩 大黄半斤 甘草 人參三兩

右爲細末，以三年苦酒三升，置竹筒中，以竹片三片〔二〕刻，先納大黄，攪使微沸，盡一刻，乃下餘藥，又盡一刻，微火熬膏，丸桐子大，每三十丸。可消塊，不令人困。

---

〔一〕「鮮積」：原作「腥」，據《脈因證治·三十積聚》改。

〔二〕「片」：原脱，據《脈因證治·三十積聚》補。

**經驗丸**　破塊。

吴茱萸　黄連　木香　檳榔　桃仁　郁李仁

大承氣加連、川芎，乾葛煎湯，下瓜蔞、貝母、半夏、黄連，丸，極妙。

**破痰塊**　苦參　瓜蒂　半夏

薑汁蜜丸。

**破茶癖**　石膏　黄芩　升麻

砂糖調末服。

**化氣湯**　治息積癖於腹脅之下，腹滿疼痛，嘔吐酸水。

縮砂　桂心　木香　胡椒各〔一〕一錢　甘草炙　茴香炒　丁香　青皮　陳皮　莪术炮，各五錢　沉香一錢

右爲末，生薑、紫蘇、鹽酒調下三錢。

**散聚湯**　治六聚，狀如癥瘕，隨氣上下，心腹絞痛，攻刺腰脅，喘咳滿悶，

〔一〕「各」：原脱，據《脈因證治·三十積聚》補。

腹脹。

半夏　檳榔　歸各[一]三錢　桂　杏仁二兩　茯苓　附炮，去皮臍　甘草　川芎　吴茱萸　朴　枳殼各一兩

大便秘，加大黄。

**三聖散**　貼塊。

石灰未化者半斤，瓦器炒令淡黄紅，候稍減熱下　大黄一兩，就爐微炒，候凉入桂　桂心半兩，末，略炒，入米醋熬成膏，厚攤貼患處

又方　大黄、朴硝各一兩，大蒜搗膏，和匀貼之，亦妙。

小兒奶癖，白芥子研，攤紙上貼。

不治證：

脈虚弱者死。弦而伏，腹中有癥不可轉也，死。不見脈也，死。

[一]「各」：原脱，據《脈因證治·三十積聚》補。

# 消渴第七

心脈滑爲渴。陽氣勝也。

趺陽浮而數，浮爲氣[一]，數消穀。

心脈微小爲消癉。

寸脈浮而遲。浮爲虛，遲爲勞，衛氣虧，榮氣竭。

脈輕散者，氣實血虛。

脈洪大者，陽餘陰虧。

脈數大者、沉小者生；實堅大者死，細浮短者死，數甚者死。因津血不足而然也。蓋火甚於上爲膈膜之消，病則舌上赤裂，大渴引飲，以白虎加參主之。火甚於中，爲腸胃之消，病善飲者，自瘦自汗，大便硬，小便數，以調胃承氣、三黄湯等治

〔一〕「氣」：《脈因證治·三十一消渴》作「風」。

之。火甚於下爲腎消，病則煩躁，小便淋濁如膏油之狀，以六味地黄丸治之。

方：黄連末　天花粉　人乳　地黄汁　藕汁　薑汁　蜜

爲膏，留舌上，以白湯送下。

**參膏湯**　治膈消，上焦渴，不欲多食[一]。

人參五錢　石膏一兩　知母六錢　甘草三錢五分

右水煎，調服寒水石、滑石末炒。

**順氣散**　治消中能食，小便赤黄。

川椒一兩　大黄四兩　枳殼二錢　赤芍藥

**茴香散**　治腎消，小便如油。

茴香　苦楝炒　五味子

右爲末，酒下二錢。

**珍珠丸**　治白淫滑泄，思想無窮，所願不得。

〔一〕「食」：《脈因證治·三十一消渴》作「飲」。

黃柏降火　真蛤粉鹹補腎

右各等分，水丸，空心酒下。

**生〔一〕津甘露飲**

石膏　甘草滋水　黃連　黃柏　梔子　杏仁　知母瀉熱補水　麥門冬　全蝎　連翹　白葵　白芷　歸　蘭香和血潤燥　升麻　木香　柴胡行經　藿香反佐取之　桔梗

右爲末，舐之。

張法**神芎丸**　黃連入心　牽牛逐火　滑石入腎　大黃逐火　黃芩入肺　薄荷散熱〔二〕

**三黃丸**　大黃春、秋二兩，夏一兩，冬五兩　黃芩夏、秋六兩，春四兩，冬三兩　黃連春四兩，夏一兩，秋〔三〕、冬三兩

**神白散**　治真陰虛損。

---

〔一〕「生」：原作「甘」，據《脈因證治·三十一消渴》改。

〔二〕「熱」：原脱，據《脈因證治·三十一消渴》補。

〔三〕「夏一兩，秋」：《脈因證治·三十一消渴》作「秋夏七兩」。

**猪肚丸**　治消中。

猪肚一個　連五兩　麥門冬去心，四兩　知母四兩　瓜蔞根四兩

右四味入肚中，縫之，蒸爛，乘熱於砂盆内杵，丸如堅加蜜，丸桐子大，服四五十丸。

**葛粉〔一〕丸**　治腎消。

葛根　瓜蔞各三兩　鉛丹二兩　附子炮削，一兩

右蜜丸，桐子大，服十丸，春、夏去附。

**胡粉散**　治大渴，又〔二〕治腎消。

鉛丹五錢　胡粉　赤白石脂各五錢　澤瀉五錢　石膏五錢　瓜蔞根三兩半　甘草炙，三兩

右或丸，或末，任意；腹痛減服。

**人參白术湯**　人參　白术　川歸　芍藥　大黄　梔子　澤瀉各五錢　連翹　瓜蔞

〔一〕「粉」：《脈因證治·三十一消渴》作「根」。

〔二〕「又」：原作「不」，據《脈因證治·三十一消渴》改。

根　茯苓各一兩　桂一兩　藿香　木香各一兩　寒水石一兩　滑石　硝石半斤　甘草三兩　石膏四兩

右薑煎，入蜜少許。

**酒煮黄連丸**　治中暑熱渴。

## 痞第八

因誤下多，將脾胃之陰亡矣。胸中之氣，因虚而下陷於心之分野，治宜昇胃氣，以血藥治之。

有濕土乘心下，爲虚滿。若大便秘，能食，厚朴、枳實主之；若大便利，芍藥、陳皮主之。

有食積痰滯，痞膈胸中，宜消導之。

**黄連瀉心湯**　治虚痞。

黄連瀉心下之土邪　厚朴降氣

**大消痞丸**　治濕土痞、虛痞。

黃連炒，六錢　薑黃　白术　半夏各一兩　黃芩三錢　甘草炙　神麴炒　人參二錢　縮砂一錢　木香　猪苓　澤瀉一錢　生薑五錢　陳皮三錢　枳實炒

木香〔一〕，有憂氣結中脘，心下痞滿，肚皮底微痛，加之，否則不必。

**利膈丸**　治痰。

黃芩生一兩，炒一兩　黃連　南星　半夏五錢　枳殼　陳皮三錢　白礬五分　白术二錢　神麴炒　澤瀉五錢

**瓜蔞丸**　治胸痞，脅下逆搶心。

瓜蔞　枳實　陳皮

取瓜蔞穰、皮，末，熬丸。

胸痞切痛，加梔子燒存性、附子炮，二兩。

---

〔一〕「木香」：原脱，據《脈因證治·三十二痞》補。

# 腫脹第九

脈弦而滑者脹，盛而緊者曰脹。陽中有陰也，可下之愈。

脈浮而數；浮則虚，數則熱。趺陽緊而浮；緊爲痛則堅滿，浮爲虚則腸鳴。脈虚緊澀者脹；乃憂思結連，脾肺氣凝，大腸與胸〔一〕不平而脹。脈浮；爲風水、皮水。脈弦而遲，必心下堅；乃肝木克脾，土鬱結涎，閉於臟氣，腑氣不舒，胃〔二〕則脹閉。脈沉；爲心下黄汗。脈沉而滑；亦名風水。脈浮而遲；浮熱，遲濕，熱濕相搏名曰沉，爲水必矣。脈弦而緊；弦則衛氣不行，水走腸間。

蓋水腫因脾虚不能制腎水，腎爲胃關，胃關不利則水漬妄行，滲透經絡。其始起也，目窠上微腫，頸脈動，咳，陰股間寒，足脛脹大，水已成矣。按其腹隨手而起，如裹水之狀。

〔一〕「胸」：《脈因證治・三十三腫脹》作「胃」。
〔二〕「胃」：《脈因證治・三十三腫脹》作「胸」。

氣短不得卧爲心水，小腸急滿爲小腸水，大便溏泄爲肺水，乍寒〔一〕乍實爲大腸水，兩脅滿爲肝水，口苦咽乾爲膽水，四肢重爲脾水，小便澀爲胃水，腰痛足冷爲腎水，腹急肢瘦爲膀胱水。

風水，脈浮惡風，歸之肝；皮水，脈浮不惡風，不喘渴，按之没指，歸之肺；石水，脈沉而〔二〕惡風，歸之腎；黄汗，脈沉遲，發熱而多涎，歸之脾。

蓋脹滿因脾土極虚，轉輸失職，胃雖受穀，不能運化精微，隧道壅塞，清濁相混，濕鬱爲熱，熱又生濕，遂成脹滿。

又有寒濕抑遏於脾土之中，積而不散而脹。《經》云：臟寒生病滿是也。

又有五積痰飲，聚而不散，或宿食不化，皆成脹滿。

煩心短氣，卧不安，爲心脹；虚滿咳逆，爲肺脹；脅痛引小腹，爲肝脹；善噦，四肢脱，體重不勝衣，卧不安，爲脾脹；腰髀痛引背，爲腎脹；腹滿，胃脘痛，妨食，

〔一〕「寒」：《脈因證治·三十三腫脹》作「虚」。
〔二〕「而」：《脈因證治·三十三腫脹》作「不」字。

聞焦臭，大便難，爲胃脹；腸鳴痛，冬寒飧泄，爲大腸脹；小腹䐜滿引腰痛，爲小腸脹；小腹滿而氣癃，爲膀胱脹；氣滿於膚硜硜然，爲三焦脹；脅痛口苦，善太息，爲膽脹；寒氣客於膚中，鼓空空不堅，腹身大，色不變，按之不起，爲膚脹；腹脹，身背大，色蒼黄，腹筋起，爲鼓脹。

**治法**

治水腫，先使補，脾氣實能健運。腰以上腫，汗之；腰以下腫，宜利小便。主以參、术，佐以黄芩、麥門冬。

制肝木腹脹，加朴；氣不運加沉木香，使其通利爲兩全矣。

外則濕腫，脈則沉細，用附子。又有腫痛，乃中寒也，亦加附子。

治脹滿，宜大補脾氣，行濕散氣，主以參、术，佐以平胃、五苓，熱加芩、連，血虚加四物，有死血加桃仁。

如風寒自表入裏，變爲熱脹〔一〕胃滿，宜大承氣下之；如積痰宿食脹滿，宜消導

〔一〕「脹」：《脈因證治·三十三腫脹》無。

之，下之。

## 又論治胕腫七證

有肺氣膈於膜外，運行不得，遍身浮腫，脈浮，宜調肺通氣。

有男子臟虚，婦人血虚，傷於冷毒之物成積，凝滯氣道不通，腹急氣喘，亦有只腹脹者，脈弦，治宜化積。

有脾寒久年不愈，傳爲浮腫，且云内有伏熱，因於瀉利，及其熱乘虚入脾，致胸腹急脹，脈數，治宜解熱。

有肉如泥，按之不起，脾土濕病也，脈沉，治宜燥脾。

有脾虚不能制腎水，脾濕如泥，脈沉遲，治宜暖脾元，利水道。

有傷風濕、冷濕而腫，氣血凝澀，脈浮緩，治宜發散風濕。有久病後浮，是氣虚也。

有婦人産後或經後，是血虚也，其脈虚弱。

**消腫丸**〔一〕　滑石　木通　黑丑　茯苓　半夏　瞿麥　陳皮　木香　丁香

〔一〕「消腫丸」：《脈因證治·三十三腫脹》方中尚有「术」一藥。

右酒糊丸，麥門冬湯下。

**小胃丸**　治腫。

**變水湯**　治腫。

白术　茯苓　澤瀉各[一]二兩　郁李仁二錢

右煎，入薑汁，調四君子湯之類。

**木香散**　治腫。

木香　大戟　白牽牛各等分

爲末，三錢，以猪腰一隻，批片摻末，煨熟，空服。更涂甘遂末於臍，飲甘草水。

**五皮散**　治皮水。

大腹皮　桑白皮　茯苓皮　生薑皮　陳皮　木香

**海金砂丸**　治腫。

[一]「各」：原脱，據《脈因證治·三十三腫脹》補。

牽牛生五錢，炒五錢　甘遂五錢　海金砂三錢　白术一兩

**中滿分消丸**　治熱脹、氣脹、鼓脹。

黄芩　黄連炒　薑黄　人參　白术　猪苓　甘草　厚朴各一兩　茯苓　縮砂　陳皮各三錢　枳殼炒，五錢　半夏五錢　知母炒　青皮　澤瀉　生薑各四錢

炊餅丸。

**楮實子丸**　治脹。

**木香塌氣丸**　治脹。

蘿白子炒　青皮　陳皮各五錢　草豆蔻麵裹煨　木香三錢　胡椒　蝎梢二錢半，去毒

**廣茂潰堅丸**　治脹，有積塊如石，上喘，浮腫。

厚朴　草豆蔻　歸尾　黄芩　益智各五錢　甘草　莪术　柴胡　神麯　黄連　澤瀉各三錢　吴茱萸　青皮　陳皮二錢　紅花一錢　半夏七錢　桃仁　蘇木　木香

**十水丸**〔一〕　先服，次服尊重丸。

〔一〕「十水丸」：《脈因證治・三十三腫脹》方中尚有「巴豆」一藥。

甘葶藶炒　澤瀉去毛　大戟醋炒　芫花醋炒　桑白皮　漢椒　茯苓　雄黄　甘遂

右爲末，三錢，用出絲水狗先去一邊末，入五更水下，以肉壓之，免惡心。

**尊重丸**　治腫脹喘乏，小便澀，大腑閉，虚危，甚效。

沉香　丁香　木香　青皮　陳皮　檳榔　枳實炒　白丑　參　車前子　苦葶藶各四錢　青木香四錢　赤茯苓四錢　海金砂　胡椒　蝎尾　白豆蔻　滑石二錢五分　蘿白子炒，六錢　白丁香一錢半　郁李仁一兩五錢

右薑汁糊丸。

不治證：

脈微小者死，小疾者死，虚者死。四肢逆冷，脈長者死。榮衛俱絶，面目浮腫者死。腹滿青筋起，爲腎敗者死。手掌腫無紋，爲心敗死。臍突出，爲脾胃敗死。卒腫，面蒼黑者死。陰囊莖俱腫者死。口張足腫，脈絶者死。足趺腫膝如斗死。面腫黑點，肺敗死。脚跟腫〔一〕，肝敗死。唇黑傷肝，背平傷心，足平傷胃，喘急傷肺。唇腫

〔一〕「腫」：原脱，據《脈因證治・三十三腫脹》補。

齒焦者，死。

有腸覃，乃寒氣客於腸外，與胃衛[一]相搏，氣不得榮，因而所繫，瘕而内着，其始大也如鷄子，至其成如懷胎，按之則堅，推之則移，月事不以時下，爲腸覃。有石瘕，乃寒氣結於子門，子門閉塞不通，惡血當瀉不去，血以留止，日以益大如胎，月事不時，此生於胞中，爲石瘕。此二證生於女子，治法可導而去。

有腹脹而且泄，乃胃寒腸熱也，故胃寒則氣收不行爲脹，腸熱則水穀不聚爲泄，宜木香、萸、連、大黄、厚朴、茯苓、青皮。

有痛而且脹，乃胃熱腸寒也。

有氣分者，病爲涎結水飲所膈，榮衛不利，腹滿脅鳴相逐，氣轉膀胱，榮衛俱勞，陽氣不通則身冷，陰氣不通則骨疼。陽前通則惡寒，陰前通則痹而不仁。陰陽得其氣乃行，實則失氣，虚則遺溺。寸口脉遲則澀，遲則氣不足，澀則血不足，氣故[二]

〔一〕「衛」：原作「傷」，據《脉因證治·三十三腫脹》改。
〔二〕「故」：《脉因證治·三十三腫脹》作「寒」。

涎結，水飲所作，曰氣分。

有血分，婦人先經斷，後病水，曰血分；既病水，後經斷，曰水分。

有結陽者，腫四肢。夫熱勝則腫，四肢爲諸陽之本，大便閉澀是熱也，非水也。犀角、玄參、連翹、升麻、木通、麥門冬、芒硝主之。

有脅支滿，或腹滿痛，或腹脹，亦有經氣聚而不行，如脅肢滿，少陽經不行也。餘仿此。

有頭腫、膺腫、胸脹，皆氣不順，有餘於上。

有身腫而冷，胸塞不能食，病在骨節，汗之安。

䐜脹，有胃中風、脾中寒、中濕、脾傷、肝虚、心痹、飲聚、女疸。

小腹脹，有腎熱、腸癰、三焦虚寒、女勞疸。

面腫，有肺中風、胸〔一〕中風、肺水、胃寒。

〔一〕「胸」：《脈因證治·三十三腫脹》作「腎」。

# 嘔吐噦第十

脉數故吐。汗令陽微，膈氣空虛；數爲客熱，不能消穀〔一〕，胃中虛冷，故使吐也。關上脉數，故吐。陽緊陰數，食已即吐，陽浮而數亦然。或浮大，皆陽偏勝，陰不能配之也，爲格，主吐逆，無陰則嘔故也。脉緊而滑者，吐之。關上浮大，風在胃中，食欲嘔。脉弦者，虛也。胃氣無餘，朝食暮吐，變爲胃反。寸緊尺澀，胸滿不食而吐。吐止者，爲下之；未止者，爲胃反。趺陽脉微而澀，微則下利，澀則吐逆。或浮而澀，浮則虛，虛傷脾，脾則不磨，朝食暮吐，名曰胃反。寸口微而數，微則血虛，血虛則胸中冷。脉小弱而澀者，胃反。血不足也。寸口緊而芤，緊爲寒，芤爲虛，虛寒相搏，脉爲陰結而遲，其人則噎。脉大而弱，噎膈。氣不足也。關上脉微浮，積熱在胃中，嘔吐蛔蟲。關上緊而滑者，蛔動。

〔一〕「穀」：原作「殳」，據《脉因證治·三十四嘔吐噦》改。

蓋嘔吐因胃口有熱，膈上有痰，亦有寒氣客於腸胃，故痛而嘔也。

噦，吃逆也。因胃中虛，膈上熱，亦有痰水滿塞而噦者，必心下堅痞眩悸。

**李論**　三者皆因脾胃虛弱，客氣寒之，加之飲食所傷，治宜二陳湯加丁香、藿香、薑汁主之。

痰飲必下之，導之。

火者，二陳湯加芩、連降之。

**劉論**　吐有三，氣、積、寒也。上焦吐者，皆從於氣。脈浮而洪，食已暴吐，渴欲食水，大便結燥，氣上衝而胸發痛，治宜降氣和中。中焦吐者，皆食從於積。脈浮而匿，或先吐而後痛，或先痛而後吐，治宜毒藥行積，木香、檳榔去其氣〔一〕。下焦吐者，從於寒也。脈沉遲，朝食暮吐，暮食朝吐，小便清利，大便不通，治宜毒藥通其閉塞，温其寒氣。

治方：

〔一〕「氣」：《脈因證治・三十四嘔吐噦》作「積」。

**安胃散** 治嘔吐噦，胃寒所致。

茱萸 草豆蔻 人參 蒼术各一兩〔一〕 甘草炙 黄芪二錢 川歸一錢半 升麻七分 柴胡 丁香 陳皮五分 黄柏五分

嘔吐，痰涎、痰飲爲患，加二陳湯。

二陳湯加黄連、梔子炒、薑汁、香附，治痰嘔吐。虚加蒼术。

**桔梗湯** 治上焦熱氣所衝。

半夏麯二兩 陳皮 茯苓 枳殼炒 厚朴製，各一兩 白术 桔梗一兩五錢

右煎，調檳榔、木香末一錢〔二〕。

**荆黄湯** 治前證甚者。

荆芥穗一兩 人參五錢 甘草炙 大黄三錢

右調下檳榔、木香末二錢。大府燥結，加承氣。

〔一〕「兩」：《脈因證治·三十四嘔吐噦》作「錢」。
〔二〕「錢」：《脈因證治·三十四嘔吐噦》作「兩」。

**清鎮丸** 治前證頭痛，有汗，脈弦。

柴胡二兩 黄芩七錢半 半夏 甘草一兩半 人參五分 青黛二錢半

薑汁炊餅丸。

**紫沉丸** 治中焦積氣相假，故吐而噦〔一〕。

半夏麯 代赭石 烏梅 縮砂各三錢 杏仁去殼皮 沉香一錢 木香一錢 檳榔二錢

丁香二錢 陳皮五錢 术一錢 白豆蔻五分 巴豆霜五分，另入

醋糊丸，米大，薑湯下五十丸。

**木香白术散** 治前證腹中痛，是脾實擊强，宜和之。

木香一錢 白术五錢 半夏麯一兩 檳榔二錢 茯苓五錢 甘草四錢

右濃煎，芍藥薑湯下，無積者宜之。

**附子丸** 治下焦吐，大便不通。

〔一〕「噦」：《脈因證治·三十四嘔吐噦》作「痛」。

附子炮，五錢　巴豆霜一錢　砂〔一〕五分，另研

右黄蠟丸，桐子大，每二丸，以利爲度，更服紫沉丸，不令再閉。

寒：因胃寒傷食，四肢厥冷，脈弱，宜四逆湯。又云：今吐先覺咽酸，然後吐食，脈滑小者，是傷寒汗下過多，食久反吐，亦屬於冷也。

熱：食入即吐，煩躁，脈數，柴胡湯下主之。又云：聞穀氣則嘔，藥下則吐，關脈洪，亦屬於熱，宜凉藥。

痰：昔肥今瘦，腸間有聲，食與飲并出，宜半夏人參湯。又云：痰食脈沉伏，宜吐之。

食：因胃虚，寒氣在上，憂氣在下，朝食暮吐不消，宜養胃湯。

血：因瘀蓄，冷血聚於胃口，憂怒氣攻，血隨食出，宜茯苓湯。

氣：胃者陽明，合榮於足，今隨氣上逆，心膈脹滿，嘔吐却快，宜人參、茱萸。

**《三因》論六證**

〔一〕「砂」：《脈因證治·三十四嘔吐噦》作「砒」。

噦：有二證，胃中虛甚，膈上熱也，陳皮竹茹湯主之。陳皮、竹茹、人參、甘草。痰則半夏湯主之。

嘔而心下痞，半夏瀉心湯；嘔吐病在膈上，猪茯〔一〕苓湯；乾嘔而利者，黄芩半夏湯。

胃反，吐而渴者，茯苓澤瀉湯。

嘔吐穀不得入者，小半夏湯；似嘔不嘔，似噦不噦，無奈，薑汁半夏；食已則吐者，大黄甘草湯；先吐却渴，爲水停心下，五苓主之；有傷寒瘥後嘔者，當去餘熱；有酒嘔者，當解酒；有脚弱脾疼而嘔者，依脚氣治；有中毒而嘔者，解毒治之；有懷孕惡阻者，從痰治。

有漏氣，病則身背熱，肘臂攣痛，其氣不續，膈間厭悶，食入則先吐而後下，名曰漏氣。此由上焦傷風，開其腠理，經氣失道，邪氣内着，麥門冬湯主之。麥門冬、生蘆根、葳蕤、竹茹、陳皮、甘草、茯苓、參、术。

〔一〕「茯」：《脉因證治・三十四嘔吐噦》無。

有走哺，病者下[一]焦實熱，大小便不通，氣逆不續，嘔逆不禁，名曰走哺，人參湯主之。前方内去竹茹、麥門冬，加知母、石膏、黄芩、山梔。

有人惡心吐蟲數條後，乃屢作，服殺蟲藥，吐蟲愈多，六脈皆細，此非蟲也，乃臟寒而蟲不安矣。

有人嘔，飲食皆不進，治嘔愈嘔，此胃風也。

不治證：

脈弱，小便復利，身有微熱，見厥者死。脈緊而澀者，難治。趺陽脈浮，胃虚不食，恐怖，死；寬緩，生。

## 噎膈第十一

脈澀小，血不足；大而弱，氣不足。又脈同胃反。

[一]「下」：《脈因證治·三十四嘔吐噦》作「上」。

蓋因脈虛火起，氣虛火熾，血液既耗，腸胃津涸，傳化失宜。或因痰隔，妨礙昇降，氣不交通，皆令食而復出也。大概因津血〔一〕俱耗，胃脘亦槁，在上近咽之下，水飲可行，食物難入，間或可入，入亦不多，曰噎。其槁在下，與胃爲近，食雖可進，難盡入胃，良久復出，曰膈，即翻胃也。大便秘如羊屎，小便熱，名雖不同，病則一也。三陽結，謂之膈。三陽，大腸、小腸、膀胱也。小腸結熱則血脈燥，大腸結熱則後不通，膀胱結熱則津液涸。三陽既結則前後閉，必反而上。治宜潤血降火解結，牛羊乳、韭汁、竹瀝、童便、蜜潤燥、薑汁去穢、甘蔗汁解酒毒，氣虛以四君子爲君，血虛四物爲君。或加桃仁、紅花、驢溺防其生蟲。

**《三因》有五噎五膈**

氣噎者，心悸上下不通，噫噦不徹，胸背痛。

憂噎者，遇天陰冷，手足厥冷不能自温。

勞噎者，氣上膈，脅下支滿，胸中填塞，攻背痛。

〔一〕「津血」：《脈因證治·三十五噎膈》作「血液」。

思噎者，心怔忡，喜忘，目視䀮䀮。

食噎者，食無多少，胃〔一〕中苦寒痛，不得喘息。

憂膈者，胸中氣結，津液不通，飲食不下，羸瘦短氣。

思膈者，中脘逆〔二〕滿，噫則酸心，飲食不消，大便不便〔三〕。

怒膈者，胸膈逆滿，噎塞不通，嘔則筋急，惡聞食臭。

喜膈者，五心煩熱，口舌生瘡，四肢倦重，身常發熱，胸痹〔四〕引背，食少。

恐膈者，心腹脹滿，咳嗽氣逆，腹中逆〔五〕冷雷鳴，繞臍痛，不能食。

有人血耗，便如羊屎，病胃反半年，脈澀不勻，先服六君子湯，加甘蔗汁、附子、大黄、童便。便潤，服牛乳愈。

〔一〕「胃」：《脈因證治·三十五噎膈》作「胸」。
〔二〕「逆」：《脈因證治·三十五噎膈》作「食」。
〔三〕「便」：《脈因證治·三十五噎膈》作「利」。
〔四〕「痹」：《脈因證治·三十五噎膈》作「痛」。
〔五〕「逆」：《脈因證治·三十五噎膈》作「苦」。

## 跌墜第十二

脈堅强者生，小弱者死。

**李論** 凡治惡血歸内，歸於肝經，脅痛自汗，宜破血行經。

**張論** 墜墮便生心恙，痰涎發於上也，治宜三聖散吐痰壅。

**神應散** 治瘀血，大便不通。

大黄酒浸，一日〔一〕 桃仁 紅花 瓜蔞根 穿山甲炮炙，二錢 歸三錢 柴胡引經 麝透

熱酒下。

**紫金丹** 治折傷，骨節疼痛。

川烏炮，二兩 草烏炮，一兩 自然銅煅淬 禹餘糧淬。各四兩 威靈仙 骨碎補

〔一〕「日」：《脈因證治·四十三傾仆》作「兩」。

金毛狗脊　麝　没藥　紅娘子各二錢半　木鱉子去殼　五靈脂　黑丑　防己　地龍

烏藥　青皮　陳皮　茴香各一錢半

右醋糊丸，桐子大，酒下十丸。

杖打閃朒痛，皆同血滯證，可下之，凡忍痛則傷血，餘同上治。

## 中毒第十三

脈微細者，死。

續隨子　五倍[一]子　甘草

右茶清下一二碗，取吐，治中藥毒。

板藍根四兩　貫衆一兩，去土　甘草　青黛

右爲末，蜜丸如桐子大，青黛爲衣，治食毒物。

[一]「倍」：《脈因證治·四十四百藥中傷》作「味」。

**局方解毒丸**　治中藥甚者，大戟吐之。

有人用肉豆蔻、縮砂、甘草爲末，入大戟、麝香、五倍、細茶服之，能大吐下。

## 癲狂第十四

脈大堅疾者，癲病。沉數爲痰熱，虛弦爲驚。

蓋因痰者，乃血氣俱虧，痰客中焦，妨礙昇降，視聽、言語皆有虛妄，宜吐之。

因火者，乃火入於肺，氣主〔一〕鼓舞，火傳於肝〔二〕，循衣攝〔三〕空，胃中大熱，治宜降火。

因驚者，驚則心血不寧，心者神之本。積痰鬱熱隨動而迷亂心神，有似邪鬼。治宜先吐之，而後以安神丸主之，佐以平肝之藥，膽主驚故也。治法，痰則吐之，以三

〔一〕「主」：《脈因證治·四十五癲狂》作「所」。
〔二〕「肝」：《脈因證治·四十五癲狂》作「肺」。
〔三〕「攝」：《脈因證治·四十五癲狂》作「撮」。

聖散；火則降之，承氣湯；驚則平之，安神丸。

總治：黄連　辰砂降火　瓜蔞　南星　半夏行痰　川芎平肝　青黛　柴胡

**局方妙香丸**　治洪、長、伏三脈諸癇狂者，令〔一〕水浸服之。

**李和南〔二〕五生丸**　治弦、細、緩三脈諸癇狂者。

不治證：

脈沉小急實者，死。虚而弦急者，死。循衣縫者，死。身熱手足冷者，死。陰附陽則狂，陽附陰則癲。脱陽見鬼，脱陰目盲。

## 驚悸第十五

肝脈驚〔三〕暴，有所驚駭。驚生病者，其脈止而復來，目睛不轉，呼吸不能，氣促。

〔一〕「令」：《脈因證治·四十五癲狂》作「冷」。
〔二〕「南」：《脈因證治·四十五癲狂》作「尚」。
〔三〕「驚」：《脈因證治·四十六驚悸》作「鶩」。

寸口脈動而弱，動爲驚，弱爲悸。

寸口脈緊，趺陽脈浮，胃氣則虛，是爲悸。

趺陽微而浮，浮爲胃〔一〕虛，微則不食，此恐懼之脈，憂迫所作也。

蓋因血虛，肝生〔二〕血，無血則不盛。易驚，心神忤亂，氣與涎結，遂使驚悸。血虛宜朱砂安神丸；氣涎心鬱〔三〕在心膽經，宜温膽湯。忪悸在心脾經，因失志氣鬱涎聚，宜定志湯〔四〕。

小兒驚搐，涎潮如死，乃母胎時受怖，爲腹中積熱，宜墜涎、鎮火、清心也。

**朱砂安神丸**　治血虛驚悸。凡血虛則木火盛也。

朱砂一錢，另研　黄連一錢半　甘草　地黄　川歸五錢

炊餅丸。

〔一〕「胃」：《脈因證治·四十六驚悸》其下有「氣」字。

〔二〕「生」：《脈因證治·四十六驚悸》作「主」。

〔三〕「心鬱」：《脈因證治·四十六驚悸》作「相結」。

〔四〕「湯」：《脈因證治·四十六驚悸》作「丸」。

**温膽湯** 治心膽怯，易驚。

半夏 竹茹 枳實 陳皮 茯苓一錢 甘草五分

**寒水石散** 治因驚，心氣不行，鬱而生涎，結爲飲。

寒水石煅 滑石水飛，各一兩 甘草一兩〔一〕 龍腦少許

上熱則水下，寒則薑湯下。

《三因》論悸，有悸然而心築築動，有驚悸忪悸，痰飲閉於中脘。其證短氣，自汗，四肢浮腫，飲食無味，心虛煩悶，坐卧不安。外有肝痹、肺瘧。心中虛寒亦似驚也。

治驚悸癲癇狂妄，大率痰宜吐之，火則下之，血虛宜補血、平木降火。

## 疝第十六

脈寸口弦緊爲寒疝，弦則衛氣不行，不行則惡寒。寸口遲緩爲寒疝，遲爲寒，緩爲氣〔二〕，

〔一〕「一兩」：原脱，據《脈因證治·四十六驚悸》補。

〔二〕「氣」：《脈因證治·四十七疝癩》其下有「虛」字。

氣〔一〕寒相搏，故痛。脈沉緊豁大者爲虚。脈滑爲疝，急爲疝，搏爲疝，見於何部而知其臟所病。

蓋病全在厥陰肝經。有因濕熱在經，抑遏至久，又感外寒，濕熱被鬱而作痛。或大勞則火起於筋，醉飽則火起於胃，房勞則火起於腎，大怒則火起於本經。凡火鬱之甚，濕氣〔二〕便盛，濁氣〔三〕凝聚，并入血隧，流於肝經，爲寒所束，宜其痛甚。有因痰飲食積，流入厥陰，聚結成核。

有因痰〔四〕血結於本經。

有因本經虚或寒，然肝經與衝、任、督所會，聚於陰器。傷於寒則陰縮入，傷於熱則緩挺不收，蓋木性速急也。

**丁香楝實丸**　川歸酒洗　附炮，去皮臍　川楝子　茴香各一兩，以酒三升煮盡，焙乾

〔一〕「氣」：《脈因證治·四十七疝癩》作「虚」。
〔二〕「氣」：《脈因證治·四十七疝癩》作「熱」。
〔三〕「氣」：《脈因證治·四十七疝癩》作「液」。
〔四〕「痰」：《脈因證治·四十七疝癩》作「瘀」。

作末〔一〕，入下藥　丁香　木香五分　蟬〔二〕蝎十三個　玄胡五錢

右同爲末，酒糊丸，梧子大，酒下百丸。

**參术丸**　治虚疝，脈豁大〔三〕者是〔四〕。

人參　白术　梔子　香附

**秘方**　治諸症。

枳實止痛　山梔　茱萸　山楂　橘子以上去核積　桃仁去瘀血　川烏同梔，劫痛　桂枝止痛不定用之　青皮　荔核濕則加之

**倉卒散**　治寒疝入腹，心腹卒痛，小腹〔五〕膀胱氣絞，腹冷重如石，自汗。

〔一〕「末」：原脱，據《脈因證治·四十七疝㿗》補。
〔二〕「蟬」：《脈因證治·四十七疝㿗》無。
〔三〕「大」：原脱，據《脈因證治·四十七疝㿗》補。
〔四〕「是」：原作「死」，據《脈因證治·四十七疝㿗》改。
〔五〕「腹」：《脈因證治·四十七疝㿗》作「腸」。

山梔四十個〔一〕，燒半過　附一個，炮

一方有烏，無附。酒煎下二錢。

**神應散**　治諸疝。此方能散氣開結。

玄胡　胡椒

或有茴香，酒煎二錢。

**牡丹丸**　治寒疝，心腹刺痛及血。

川烏炮，去皮尖　牡丹皮各四錢　桃仁炒，去皮尖　桂各五錢　青皮

俱爲末，蜜丸，酒下。

**桃仁湯**　治㿗疝。

桃仁如泥　茱萸　桂枝　青皮　枳殼　檳榔　木香　三棱　莪术　蒺藜　海藻　茯苓

任意加減服。

治㿗要藥：

〔一〕「四十個」：《脈因證治・四十七疝㿗》作「四十九個」。

蒼术　南星　半夏　白芷散水　川芎　枳實　山楂

**應痛丸**　治敗積〔一〕惡物不出，結成疝，痛不忍。

**阿魏**二兩，醋和蕎麥麵裹，火煨熟　**檳榔**大者兩個，刮空，入滴乳香滿盛，將刮下末和蕎麥麵裹，慢火煨

爲末，入硇砂一錢、赤芍藥一兩，同爲末，麵糊和丸，梧子大，鹽酒下。

**雄黄散**　治陰腫大如斗，核痛。

礬一兩　雄黄五錢　甘草二錢半

煎洗。

**張論有七疝**

寒疝：因寒水濕處，使内過多，囊冷結硬如石，陰莖不舉，或控睾丸而痛〔二〕，宜温劑下之。

〔一〕「積」：《脈因證治·四十七疝癩》作「精」。

〔二〕「痛」：原脱，據《脈因證治·四十七疝癩》補。

水疝：因醉使内汗出，遇風寒濕氣，聚囊腫痛如水晶，搔出黄水，小腹按之作水聲，宜逐水。

筋疝：因房勞及邪術所使，陰莖腫，或潰膿，或痛而裹急，筋縮，或挺不收，或白物如精，或莖痛，痛極則癢，宜降火下之。

血疝：因使内氣血流溢，滲入脬囊，結爲癰膿，名便癰，宜和血。

氣疝：因怒氣而脹，怒罷則散，宜以散氣藥[一]下之。

孤疝：狀如仰瓦，卧則入小腹，行立出囊中，宜逐氣流經之劑下之。

㿉疝：因濕得之，重如升斗，不癢不痛，宜去濕之藥下之。

**《三因》有四㿉**

氣㿉：因七情臟氣下墜，陰㿉腫脹急痛，易治。

水㿉：同㿉疝。

腸㿉：因房勞過度，元臟虚冷，腸邊膂繫不收，墜入囊中，上下無定，此難治。

---

〔一〕「散氣藥」：原作「疝氣」，據《脈因證治·四十七疝㿉》改。

卵㿗：因勞役坐馬，致卵核腫脹，或偏有大小，上下無常，亦難治也。莖挺長，溼熱也。小柴胡加黄連，有塊加青皮。外〔一〕用絲瓜汁調五倍子末，敷〔二〕。

## 脚氣第十七

脈浮弦者風，濡弱者溼，洪數者熱，遲澀者寒，微滑者虚，牢堅者實。結則因氣，散則因憂，緊則因怒，細則因悲。

蓋因溼爲之，南方之人，當風取凉，醉以入房，久坐溼地，或履風溼毒氣，血氣虚弱，邪氣并行腠理，邪氣盛，正氣少，故血氣澀，澀則脾虚，虚則弱，病發熱。四肢酸疼煩悶者，暑月冷溼得之；四肢結持筋〔三〕者，寒月冷溼得之。病脛腫，小腹不

〔一〕「外」：其下原衍「服」字，據《脈因證治·五十八痔漏》删。

〔二〕「敷」：原作「服」，據《脈因證治·五十八痔漏》改。

〔三〕「筋」：《脈因證治·四十八脚氣》作「弱」。

仁，頭痛煩心，痰壅吐逆，時寒熱，便溺不通，甚者攻心而勢迫，治之不可後也，此壅之疾〔一〕。壅未成，當宣通之，調以蒼术、川柏濕類藥也；壅既成，當砭惡血而後治之。攻心脚氣，乃血虚而有濕熱也，治宜四物加柏；筋轉疼者，乃血受濕〔二〕熱也，治加桃仁、芩、連；有痰積流注者，加薑汁、竹瀝、南星也。北方之疾，因湩酪〔三〕醇酒之濕熱下注，積久而成腫滿疼〔四〕痛也，治宜下藥，泄越其邪。

**當歸拈痛湯**　治濕熱肢節煩疼，肩背沉重，胸脅〔五〕不利，身疼胻腫。

羌活　黄芩酒　甘草炙　茵陳酒炒　川歸各五錢　人參　苦參酒洗　升麻　乾葛　蒼术各二兩　知母酒洗　防風　澤瀉各三錢　猪苓　白术各一錢半

右煎服。

---

〔一〕「疾」：《脈因證治·四十八脚氣》作「痰」。
〔二〕「濕」：《脈因證治·四十八脚氣》作「實」。
〔三〕「湩酪」：原作「潼乳絡」，據《脈因證治·四十八脚氣》改。
〔四〕「疼」：《脈因證治·四十八脚氣》作「瘀」。
〔五〕「脅」：《脈因證治·四十八脚氣》作「膈」。

**羌活導滯湯** 治前證便溺阻隔，先以此藥導之，後食前方及治此[一]方。

羌活 獨活各五錢 防己 川歸各三錢 大黄酒煨，一兩 枳實麸炒，三錢

**秘方** 治濕熱。

生地 黄柏酒炒 白术 防己 川芎 檳榔 蒼术鹽炒 犀角 甘草 木通

熱加芩、連，痰加竹瀝、薑汁。熱時加石膏，便實加桃仁，溺澀加牛膝。

**食積流注方**[二]

蒼术 黄柏 防己 南星 川芎 白芷 檳榔 犀角 牛膝

血虚加龜版。

**除濕丹** 治諸濕。

陳皮二兩 大戟炒，兩半 黑丑炒，三錢 甘遂 檳榔 赤芍 靈仙 澤瀉 葶藶各一兩 乳香另研 没藥各五錢

〔一〕「此」：原作「北」，據《脈因證治・四十八脚氣》改。

〔二〕「方」：原脱，據《脈因證治・四十八脚氣》補。

右糊丸梧子大，每五十丸，加至百丸，温水下，忌濕麵。

**華佗論**

自内，憂思喜怒，寒熱邪毒之氣，注於脚膝，狀類諸風，謂之脚氣也。自外，風、寒、暑、濕皆有不正之氣，中於脚膝，謂之脚氣也。治法曰：實則利之，虚則益之，六淫隨六法以發〔一〕之，七情隨六氣以散之。

**《三因》論**

乃風、寒、暑、濕毒氣襲之也。風則脈浮，寒則脈緊，濕則脈細，暑則脈洪。表則脈浮，裏則脈沉。

風〔二〕則痛，濕則重，暑則煩，風則行，隨其所中何經絡而治。如頭項腰脊痛，太陽經也，宜麻黄、羌活類。餘以類推。

不治證：

〔一〕「發」：《脈因證治·四十八脚氣》作「治」。
〔二〕「風」：《脈因證治·四十八脚氣》作「寒」。

入心則謬妄，嘔吐，食不入，眠不安，左寸乍大、乍小、乍無者，死。

入腎則腰脚俱腫，小便不通，呻吟，目額皆黑，衝胸而嘔〔一〕，左尺脈絶者，死。

## 蟲第十八

䘌蝕陰肛，脈虚小者生，緊急者死。尺脈沉滑，寸白蟲。蓋因濕熱之生，臟腑虚則侵蝕。

**集效丸**〔二〕 木香 鶴虱 訶子煨 蕪荑炒 烏梅 附炮，去皮臍 乾薑一兩 檳榔一錢 大黄二錢

或加黄柏、川連。蜜丸，陳皮醋湯任下。

**化蟲丸** 蟲即化水。

〔一〕「嘔」：《脈因證治·四十八脚氣》作「喘」。

〔二〕「丸」：《脈因證治·四十九蟲》作「方」。

硫黄一兩　木香五錢　密陀僧三錢　附一個，炮去皮臍

將附爲末，用醋一升煮膏入藥，和匀，丸緑豆大，荆芥茶清下二十丸。

**秘方**　治吐蟲。

黑鉛〔一〕炒成灰，檳榔爲末，米飲下。

又　鷄子炒　蠟塵治寸白蟲

又　川椒治蟲

右并酒糊丸。

## 痔漏第十九

皆因風熱燥濕〔二〕歸於大腸也。

〔一〕「鉛」：《脈因證治·四十九蟲》作「錫」。
〔二〕「濕」：原脱，據《脈因證治·五十八痔漏》補。

**秘方**　涼血爲主。

四物湯涼血　黄芩涼腸　枳殼寬腸　槐角涼血生血　升麻

**秦艽白术丸**　秦艽去蘆　皂角仁燒存性去皮。各一兩　歸尾酒洗　桃仁　大黄各一兩　白术　澤瀉五錢，滲濕　枳實麸炒，五錢，泄胃　地榆三錢，止血

右麵糊丸，梧子大，空心，湯下百丸，以飯壓之。

氣滯，加檳榔、木香；濕熱勝加黄柏。

又云，以蒼术、防風爲君，甘草、芍藥爲佐。

**蒼术澤瀉丸**　蒼术四兩　澤瀉　枳子二兩　皂角仁燒　地榆一兩

飯丸。

**脈痔方**[一]　血自肛門[二]另作竅。出。

烏頭炮去皮尖　連各一兩　丸服。

---

〔一〕「方」：原脱，據《脈因證治·五十八痔漏》補。

〔二〕「門」：《脈因證治·五十八痔漏》其下有「邊」字。

又　荆芥　槐花　石菖蒲各一兩

丸服。

**酒痔連丸**〔一〕　黄連酒浸酒煮，酒丸飲下。

痔血不止，檢漆根灰，空心下。

又，乾絲瓜一枚，連皮子燒存性，酒下二錢。

耳接疑誤〔二〕　川歸一兩　黄柏二兩　烏龜一個

酒煮乾爲度，日乾爲末，蜜丸皂子大。

**皂角散**　治痔漏脱肛。

黄牛角腮一個〔三〕，切　蛇蜕一條　穿山甲七片　皂角一枚

右并切，入〔四〕磁瓶，泥固候乾。先以小火燒煙出，方以大火煅紅，出冷，研細。

〔一〕「連丸」：原脱，據《脈因證治·五十八痔漏》補。

〔二〕「耳接疑誤」：《脈因證治·五十八痔漏》無。

〔三〕「一個」：原作「不」，據《脈因證治·五十八痔漏》改。

〔四〕「入」：原脱，據《脈因證治·五十八痔漏》補。

胡桃酒下，臨睡分〔一〕出蟲，五更却以酒下二錢。

洗：五倍子、朴硝、桑寄生、蓮房，先熏後洗。

又，天仙子、荆芥、蔓荆子、小椒，煎洗。

敷：木鱉子、五倍子，末，敷腫處。

麝香、腦子、朱砂，研，入生〔二〕田螺内，待成水，抹頭，不拘遍數〔三〕，以乾收爲度。好蠟茶細末，入腦子同研，津調，紙花貼上，除根用〔四〕後方貼之：白礬枯二錢，生二錢、乳香三錢、真香油〔五〕，俱同研爲膏，紙花貼。如便秘，當歸枳殼〔六〕湯下三黄丸。

木槿花陰乾，或葉，專封痔口能乾。

〔一〕「分」：《脈因證治·五十八痔漏》作「引」。

〔二〕「生」：《脈因證治·五十八痔漏》作「山」。

〔三〕「不拘遍數」：原作「不拍遍」，據《脈因證治·五十八痔漏》改。

〔四〕「用」：原脱，據《脈因證治·五十八痔漏》補。

〔五〕「油」：原脱，據《脈因證治·五十八痔漏》補。

〔六〕「殼」：《脈因證治·五十八痔漏》作「實」。

腐痔核化爲水：硼砂火煅　輕粉　爐甘石煅

或加信石煅，以朴硝洗净、辰砂敷外四圍，點核上。

腸風塞藥：爐甘石煅，便淬　牡蠣粉

脱肛洗方：理省藤、桑白皮、白礬，煎湯洗。

## 瘡瘍第二十

脈沉實，發熱煩躁，外無焮赤痛，其邪深在内，故先疏通以絶其源。

脈浮大數，焮腫在外，當先托裏，恐邪入於内。

脈不沉不浮，内外俱無證，知其在經，當和榮衛。

浮者宜行經，黄芩、黄連、連翹、人參、木香、檳榔、澤瀉、黄柏，在上半加枳殻。

沉者，裹，疏通臟腑。利後，用前藥中加大黄；痛，當歸、黄芪止之。

緩者，身重，當除濕。

大者，心脉[一]有熱。

弦者，眩運，當去肝風。

澀者，氣滯血虚。

弦細，爲膀胱寒水，小便溺多，宜瀉寒水。

蓋瘡瘍諸症，皆營營，運也。氣偏盛，助火邪而生，濕熱相摶，肌肉敗壞而爲膿，故從虚而出經絡也。如太陽虚從背而出，少陽虚從鬢而出，陽明虚從髭而出，督脉虚從胸而出[二]。微濕[三]則癢，熱甚則痛，又甚則痛[四]，血虚則痛甚。

營氣不從，逆於肉理，乃生癰腫。營氣逆而不行，其原在經。濕氣外傷，害人皮肉。皆營氣之不行也，其在外盛則内行。

膏粱之變，足生大丁。皆營氣逆行，凝於經絡，其原在裏，發於表。

〔一〕「脉」：《脉因證治·三十六瘡瘍》作「肺」。

〔二〕「督脉虚從胸而出」：《脉因證治·三十六瘡瘍》作「腎脉虚從腦而出」。

〔三〕「濕」：《脉因證治·三十六瘡瘍》作「熱」。

〔四〕「痛」：《脉因證治·三十六瘡瘍》作「腫甚」。

治法：

外者，宜辛凉發之，通聖、凉膈、解毒是也；内者，宜苦寒下之，三黄、玉燭是也；中者，宜調經、凉血等是也。

腫瘍宜解毒下之，潰瘍宜托裏補之。

如温〔一〕經，宜加通經之藥。

夫邪氣内蓄〔二〕腫熱，宜砭射之也；氣勝血聚者，宜石而泄之。

瘡家嘔吐有二，凡腫瘍年壯，謂伏熱在心，宜降其火；如潰瘍年老謂虚，宜大補之。

**内疏黄連湯** 治嘔吐啘，發熱，脉沉而實，腫硬色不變，根深，臟腑秘澀。

黄連 芍藥 川歸 黄芩 梔子 薄荷 桔梗 木香 檳榔 甘草 連翹

便秘加大黄。

〔一〕「温」：原作「顯」，據《脈因證治·三十六瘡瘍》改。

〔二〕「蓄」：原作「搐」，據《脈因證治·三十六瘡瘍》改。

**復**〔一〕**煎散** 治腫焮於外，根槃不深，脈浮，邪氣盛則必侵於内，宜托之。

地骨皮 四君子湯 桂 川歸 芍藥 黄芩 防風二兩 甘草〔二〕 防己一兩

熱加黄連。

右以蒼术一斤，水五升，煎至半，去滓入藥煎服。便秘加大黄。

**黄連消毒湯** 治一切瘡疽背腦。

黄連一錢 黄芩 黄柏 地黄 知母四錢 羌活一錢 獨活 防風 藁本 歸尾 桔梗 連翹四錢 黄芪 人參 甘草三分 蘇木 澤瀉二分 防己五分

**千金内托散** 治癰疽，使氣血實則膿如推出也，即前方加大黄、五味子。

驗方：有人五十，形實，背生紅腫，近骨下痛甚，脈浮數而洪緊，嘔食。正冬月。

又，有婦七十，好酒形實，腦生疽，脈急切澀。

大黄 人參酒炒各一錢 麻黄 桂枝冬月用之 附子脈緊用之 黄柏酒炒 瓜蔞 甘

〔一〕「復」：《脈因證治·三十六瘡瘍》作「傷」。
〔二〕「甘草」：《脈因證治·三十六瘡瘍》作「黄芪」。

草節　羌活　青皮　半夏　人参　黄芪　薑煎。

又，初生一切瘡疽發背，服之而效，云能下死血：

大黄　甘草　辰砂　血竭　酒下。

**解毒丹**　治一切發背癰疽、金石毒。散腫消毒，輕者可服。

紫背車鰲大者，鹽泥固製，煅紅出火毒，甘草膏丸，甘草湯下；外用寒水石煅紅，入瓮，沉井中，臘猪脂調敷。

一方以輕粉爲佐。又方以燈草爲佐。

**三生散**　治漫腫光色。附骨癰，如神。

露蜂房　蟬蜕　頭髪

右等分，燒存性，三錢，研細，酒下。

**清凉膏**　治發背。

川歸　白芷　木鱉肉　白芨　黄柏　白蘞一兩　乳香研　膩粉少許〔一〕　白膠少許

〔一〕「許」：原作「粉」，據《脈因證治·三十七癰疽》改。

丹五兩　麻油[一]十兩

煎如法。曾用五灰膏敷一宿，待惡肉腐，以刀去之，却以綿蘸香油扭乾覆之，待好肉如岩𥁞[二]狀，方可收口。收口用乳香、没藥、龍骨、白蘞等。

**丁瘡劉方**　烏頭尖　附尖　蝎梢　雄黄一錢　硇砂　蜈蚣一雙[三]　粉霜　輕粉　麝香　乳香五分　信二錢半

右俱爲末，先破瘡出血了，以草杖頭用紙帶入於内，以深爲妙。

**丁瘡李方**　歸尾　没藥　乳香　白芨　藁本　杏仁　黄丹　蓖麻　粉霜　巴霜　木鱉子[四]　麻油　桃柳條

煎如法。

丁瘡毒氣入腹，昏悶不食：

---

〔一〕「油」：《脈因證治・三十七癰疽》作「黄」。

〔二〕「𥁞」：原作「𥂚」，據《脈因證治・三十七癰疽》改。

〔三〕「雙」：《脈因證治・三十六瘡瘍》作「兩」。

〔四〕「子」：原脱，據《脈因證治・三十六瘡瘍》補。

紫花地丁草　蟬蜕　貫衆五錢　丁香　乳香

温酒下二錢。

疔瘡〔一〕初發，先癢後痛，先寒後熱，熱定則寒。四肢沉重，頭痛心驚，眼花，嘔則危。

**乳香散**　治瘡口大痛。

寒水石煅　滑石各一兩　乳香　没藥各五分〔二〕　腦少許

末，摻口上。

**雄黄散**　治惡肉不去。

雄黄一錢　巴豆一個，去皮　乳香　没藥少許

右另研極細，和匀上肉。

**木香散**　治久不收口。

〔一〕「瘡」：原作「狀」，據《脉因證治·三十六瘡瘍》改。

〔二〕「分」：《脉因證治·三十六瘡瘍》作「錢」。

木香　檳榔　川歸各〔一〕一錢　黄連二錢　末，摻之。

出剩骨，血竭草罨之自出。

又，青橘葉、地錦草。

右二味杵成膏，先洗瘡口净，用土牛膝内入孔中。

治漏瘡剩骨：遠志、金銀花、甘草、黄芪，酒煮。

## 瘰癧第二十一

因食味之厚，鬱氣之積，曰毒，曰風、熱。實者易治，虚者可慮。

夫初發於少陽，不守禁戒，延及陽明。蓋膽經主决斷，有相火而氣多血少，治宜瀉火散結。虚則補元氣，千金散主之；實則瀉陰火，玉燭散主之。

〔一〕「各」：原脱，據《脈因證治·三十六瘡瘍》補。

**化堅湯**　升麻一錢　葛根五分　漏蘆足陽明　牡丹皮三錢，去留血〔一〕　生熟地黄各三分　連翹一錢　黄芪護皮毛，生血脈　芍藥三分　桂散結，寒因熱用　柴胡八分　黍粘消腫　羌活　獨活　防風散結　昆布軟堅　廣术　三棱削堅　參

腹脹加朴，氣不順加木香、陳皮，便秘加大黄。

**大黄湯**　大黄煨　皂角刺　甘草

煎服。

以麝香、瓜蔞仁敷之。周用火針刺核，即用追毒膏，點苧綫頭上，内針孔。

又，杜牛膝粘敷其上，一日一易，膿將盡。

又，用生玄參、地榆、滑石、寒水石、大黄等末，縛其瘡。

又，同白屈菜、墨斗草同敷其上。

又，用寒水石、朴硝、大黄、木香、檳榔、龍骨末收口，後又用竹茹，亦長肉。

白膏藥收後，紅不退，用蠮螉窠敷。如已潰久不收口，用鐵烙，香油燈燒，烙其腐

〔一〕「血」：原脱，據《脈因證治·三十九瘰》補。

盡，依前治。

去瘰癧毒：皂角子五兩　大黑豆一升〔一〕　甘草一兩　冬〔二〕青葉汁一斤

煮汁，可常食，不過二斗〔三〕。

瘰癧，太陽經、少陽經。瘻，在隱僻處。結核，按之走痛。勞瘵結核，耳後連有數介，或聚或散。耳後〔四〕項上生塊核，五倍子、香白芷。末，蜜調敷。

有人用雄黃、砒、乳香三味，入米粽内捻餅，盦癧瘤，自能開腐。

## 肺痿肺癰腸癰第二十二

脈數，應當發熱而反〔五〕惡寒，若有痛處，當發其癰。

---

〔一〕「升」：《脈因證治・三十九瘰》作「斤」。
〔二〕「冬」：原脱，據《脈因證治・三十九瘰》補。
〔三〕「斗」：《脈因證治・三十九瘰》作「料」。
〔四〕「後」：《脈因證治・三十九瘰》作「邊」。
〔五〕「反」：原作「又」，據《脈因證治・三十七癰疽》改。

脈數而虚，咳唾涎沫，爲肺痿。

脈數而實，或滑，咳而胸隱隱痛，爲肺癰。

脈緊而數，膿爲未成；緊去但數，膿爲已成。

脈滑而數，小腹堅滿，小便或澀，或汗或寒，爲腸癰。設脈遲緊聚，爲瘀血，下血則愈。設脈洪數，膿爲已成。滑爲實，數爲熱，衛數下降，榮滑上昇，榮衛相干，血爲敗濁，甚者腹脹轉側聞水聲〔一〕。

肺痿，熱在上焦。其病多涎唾，小便反難而數，大便如豚腦，欲咳不咳，咳出乾沫，唾中出血，上氣喘滿，或燥而渴，寸口脈數而虚，按之澀。

甘草四兩　乾薑二兩　人參一兩　薑三片　棗三枚

同煎。

肺癰，乃風傷於衛，熱過於榮，血爲凝滯，蓄熱癰肺。其病咳唾膿出，口燥，胸中隱隱痛，喘滿不渴，唾沫腥臭，時時振寒，吐出米粥，寸口數而實，按之滑。

〔一〕「甚者腹脹轉側聞水聲」：此句疑錯簡，《脈因證治·三十七癰疽》作「皆濕熱之所爲也」。

**小青龍湯** 治肺癰，先解表之邪也，此治腫瘍之法也。

**葶藶大棗瀉肺湯** 治肺癰，喘不得卧也。

葶藶炒黄，研丸彈子大，水三升，入棗先煎二升，入葶藶煎至一升，頓服之。先進小青龍三服，後進此。

**桔梗湯** 治咳胸滿，唾如米粥，當吐膿血。

甘草　桔梗

水煎。

**葦葉湯** 治咳有微熱，煩，胸中〔一〕甲錯，此治潰瘍之法也。

葦葉二升，切　薏苡仁八兩　瓜蔞仁八兩　桃仁五十個，去皮尖

煎服。

**秘方** 瓜蔞仁連穰一個，煎服。

腸癰，乃濕熱所爲也。

〔一〕「中」：原作「心」，據《脈因證治·三十七癰疽》改。

**薏苡仁**七分**附子**〔一〕煨削**敗醬**各二分**散**　治腸癰腹皮急，身甲錯，如脹，本無積聚，身無熱，脈數者是。水煎，服之。

**大黄牡丹湯**　治腸癰未成膿，可下之。

大黄四兩　牡丹皮三兩　芒硝二兩　瓜子一升　桃仁五十個

水煎，頓服。

**雲母膏**　有一女子腹痛，百方不治，脈滑數，腹皮急，脈當沉細，今反滑數，以此下之。

雲母膏丸梧桐大，百丸，阿膠烊入，酒下之，下膿血爲度。

囊癰，乃濕熱下注也，濁氣流入滲道，因陰道〔二〕虧，水道不利而然，膿盡自安。

**當歸甘草防風湯**　李方，治便癰。

**桃仁承氣湯**　張方，治便癰。

〔一〕「子」：原脱，據《脈因證治・三十七癰疽》補。

〔二〕「道」：《脈因證治・三十七癰疽》作「氣」。

便毒方：胡蘆巴末，服。又，川楝灰亦好。

乳癰，奶房因厚味，濕熱之痰停蓄膈間，與滯乳相摶而成。又有怒氣激其滯乳而成。又兒口吹嘘滯乳而成。

蓋乳房爲陽明所屬，乳頭爲厥陰所經。凡病皆陽明經也，淺者爲癰[一]，深者爲岩。治宜疏厥陰之滯，清陽明之熱，行瘀血，散腫結。

石膏煅，清陽明　青皮疏厥陰　樺皮燒　白芷　瓜蔞皮消腫　甘草節行血　蜂房　氣鬱加台芎　香附　葛根引經

右薑酒飲。

又方　大黄　天花粉　川歸　甘草節一兩　瓜蔞子　穿山甲陳壁土炒，各一兩半

酒丸。

骨疽，因厚味及酒後涉水後，寒攻，熱邪深入髀樞穴左右，痰積瘀血相摶而成附骨疽。

[一]「淺者爲癰」：原脱，據《脈因證治·三十八乳癰》補。

方　蒼术　川柏　青皮行

虚加牛膝、薑汁辛散、甘草，發不動加麻黄，冬加桂，夏加芩。

防風通聖去芒、黄，入生犀角末、浮萍末。治骨疽。

附骨疽與白虎飛屍、歷節皆相似。歷節，走注不定；白虎飛屍，痛淺〔一〕，按之便減〔二〕，亦能作膿；着骨而生附骨疽，痛深〔三〕，按之無益。

内疽，因飲食之火、七情之火，相鬱而發，在腔子而向裹，非干腸胃肓膜也。以其視之不見，故名之曰内。治宜四物加凉劑。

師云：有人性急味厚，左〔四〕脅下一點痛，每服熱燥之藥，脈輕則弦，重則芤，知其痛處有膿，因作内疽治。

癭狀，多着肩項，如堅硬不可移，名石癭。皮色不變，名内癭。赤脈交絡，名血

〔一〕「痛淺」：原脱，據《脈因證治·三十七癰疽》補。
〔二〕「便減」：原脱，據《脈因證治·三十七癰疽》補。
〔三〕「深」：原脱，據《脈因證治·三十七癰疽》補。
〔四〕「左」：《脈因證治·三十七癰疽》作「在」。

癭。筋脈露結，名筋癭。隨憂怒消長，名氣癭。

瘤狀，隨氣凝結，有骨脂〔一〕膿血肉。

口瘡，焰硝、硼砂。

含口不開，醋磨南星，敷涌泉穴。

飲酒人口糜，導赤散、五苓散。

風寒結絶陽氣，聲不出，半夏一兩，草烏、桂各一錢，煎服。

赤口瘡，白礬飛、没藥、乳香、銅緑，末摻。

白口瘡，雄黄、没藥、乳香各一錢，輕粉五分，巴豆，末摻。

唇緊燥裂生瘡，青皮燒灰、猪脂調敷。夜卧頭垢亦可。

口瘡痛，五倍子一兩，黄柏蜜炙、滑石各五錢，銅緑，末摻。

又，白薔薇根汁漱之。

〔一〕「脂」：《脈因證治·三十七癰疽》作「筋」。

有小兒口瘡不食，以礬湯浸脚上半日〔一〕，頓寬；用蜜炙川黄柏炒、僵蠶同爲末，敷之，立下乳而安。

脚足上生毒瘡，密陀僧、黄連，俱末敷。

又，杜牛膝鹽敲盦。

又，旱蓮草，即墨斗草也。以鹽敲盦，以桑白皮打細作餅蓋，乾則易。

又，無名異。

又，黄柏末、龍骨末，敷。

陰瘡，臘茶、五倍子等分，膩粉少許，同敷。

又，雄黄敷。

手痴瘡，皂角、輕粉、枯礬、黄連、黄柏。

沙瘡，塌地藤燒灰，敷。

惡瘡，霜後凋殘芭蕉葉乾末，香油調敷，油紙掩。先洗，用忍冬藤、金絲草、

〔一〕「日」：原脱，據《脈因證治·三十六瘡瘍》補。

葱、椒，煎。

又，松上白蟻、黄丹各燒黑，香油調敷，外有油紙掩上，日易。後用龍骨爲末，摻口上，收肉。

又，黄丹入香油煎，入朴硝抹上。

金絲瘡，如繩綫巨細不一，上下至心即死，可於瘡頭刺之出血後，嚼萍草根涂之，安。

瘍家不治證：

不知癢痛麻木者死。肉黑陷反蓮者死。毒在臟，發在俞腰脊瘈瘲者死。凡病疔初如傷寒不食，胸膈悶喘促昏冒者死。

## 斑疹第二十三

赤游風、丹疹、斑痘、癮疹、金絲，狀雖不同，病因則一也，蓋因血熱也。夫斑、痘、疹、丹，皆惡毒血熱，蓄於命門，遇香火合起則發。

**張論**　歸之少陽相火，如遇熱之時，以通聖辛凉解之。如在寒之時，以葛根升麻辛温解之。如患瘡疱黑陷，腹内喘滿者，熱而氣虚也，急以白虎湯解熱，加人參定喘主之，全書以凉膈散調之。

**李論**　發斑有屬表、屬裏二證，表者以風挾熱痰，以□聖微汗之，忌下。裏者因胃熱助手少陰心火，入手太陰肺也，故紅點如斑，生於皮毛之間，治用白虎湯、瀉心湯、承氣湯，從長用之。

消毒湯　麻黄根　羌活　川芎　藁本　細辛　升麻　葛根　柴胡　防風　黄芩　黄連　黄柏　連翹　紅花　蘇木　蒼术　白术　川歸　甘草　吴茱萸　陳皮　地黄

治痘不透，紫草、紅花子、芍藥、川歸、胡荽子，煎服。

剪刀草汁調原蠶砂，敷之。

又，猪心血，調片腦成膏，以紫草茸湯化，無腦以辰砂代，敷之，治斑瘡倒靨。

又論，自吐瀉者爲吉，謂邪出也，治宜消毒解火。大便不利，當微利之。身温者順，身凉者逆，切忌熱藥。

又當分氣血，虚而補之。云惡血留於命門，待氣虚、血虚、脾虚，相火生焉。其證呵欠，嚏噴，足冷，寒熱。氣虚四君子主之；血虚，四物湯主之。

吐瀉少食爲裏虚，陷白倒靨灰白爲表虚。

不吐瀉能食爲實，宜解毒，芩連是也。實而更補，必結癰疽。

**解毒方**　絲瓜仁單方亦可　升麻　芍藥酒炒　甘草　棠球　黑豆　犀角　辰砂

不治證：

黑陷，耳尻熱者，死。斑痘，疹喘者，死。凡丹從四肢入腹者，死。

## 金瘡第二十四

出血太多，脈沉細者生，浮數實者死。

四物加參芪，治血出太多，降真香末，貼之。

又，石灰和人血作餅，旋乾，貼之。

**没藥散**　治刀箭，止血住痛。

定粉　風化石灰各一兩　白礬枯二錢　乳香二錢，另研　没藥一字另研和勻摻之。

**杖丹**　虎杖　苦參　黄芩　黄連　黄柏　川歸　地黄　芍藥　五味

如法煎入油。又煎紙貼之。

## 火燒第二十五

大黄煨　石膏　研細，桐油二分、水一分拌，抹上。

又，淹子灰，搽敷亦良。

又，寒水石油調涂上，治熱油、火燒、刀斧損、犬咬。

## 癲犬咬第二十六

白芷、蟬蜕，酒調下，醉。又以槐根皮隔瘡上灸之。

# 小兒第二十七

脈八至者平，九至者傷，十至者困。四五歲者。緊爲風癇，沉者乳不消。弦急客忤氣。沉而數者，骨間有熱。脈小，大便赤青飧泄，手足温者生，寒者難已。

小兒一十六歲前，純陽，爲熱多也。肝只有餘，腎尚不足，腸胃尚脆，飲食難化，食則爲痰爲積。其病有四：曰驚、曰疳、曰吐、瀉。其原有二，曰飽、暖。張皆歸之濕熱，常以牽牛、大黄、木通，以治小兒諸病。

驚，熱痰主急驚，當瀉，降火下痰丸，養血藥作湯下。脾虚主慢驚，用補，朱砂安神丸，參术湯下。生犬血研辰砂、蟬蜕，治急慢驚風。

疳，因土濕，或積或蟲。

黄連炒，二錢　胡黄連去果子積，五錢　阿魏去肉積，醋煮　神麯各一錢五丸如米大。

一方加蘆薈、胡黄連、神麯、麥蘖、使君子、肉果半兩、木香、檳榔二錢，糊丸，治蟲積、一切疳。

啼，因肝熱，黄連薑汁炒、甘草、竹葉，煎服。

吐瀉，因脾虚，食積痢。

炒神麯　蒼术　滑石　芍藥　黄芩　白术　甘草　陳皮　茯苓

右下保和丸。

又，胡黄連　黄連　蕪荑　神麯炒　山楂　青皮　陳皮　蘆薈

丸服。

血痢，三黄丸。

不治證：

頭髮上逆者，死。汗出不流者，死。陷胸唇乾、目直視者，死。口氣冷、掌冷者，死。身强頭低者，死。便門腫起作坑者，死。鼻乾黑燥者，死。肚大青筋，爪甲黑，舌出咬牙，魚口氣急，皆死。啼不作聲，或作鴉聲，或忽然大叫作聲，皆

死證。

## 婦人胎産第二十八

脈平而虚者，乳子。

心脈洪大而滑，肺脈微而不浮，肝脈微横不絶，皆妊。

陰搏陽别，謂之有子。搏者，逼近於下；别者，别出於上。氣和血調，陽施陰化，謂之有子。

少陰脈動甚者，妊子。少陰脈，心脈也。

尺中按之不絶者，妊子。

三部浮沉正等，按之無絶者，妊。

寸微關滑，尺數流利，往來如雀啄者，妊。

妊娠初時，寸微小，呼吸五至；三月而尺數滑疾，重以手按之散者，是三月也；重手按之不散，但實不滑者，五月也。

男女法：

左沉、實、疾、大者，爲男；縱者主雙。

右沉、實、疾、大者，爲女；縱者主雙。縱則横也。

**離經**

脈一呼三至曰離經，沉細而滑曰離經，尺脈轉急如切繩曰離經。

脈浮，腹痛引腰脊，爲欲生。

妊三月而渴，脈反遲，欲爲水分，復腹痛者，墮。

妊五月、六月，脈數必壞，脈緊必胞漏，脈遲必腹滿而喘，脈浮必水壞腫也。

妊六七月，脈弦，發熱惡寒，其胎逾腹，腹痛，小腹如扇，子臟閉〔一〕故也，當温之附子。

妊六七月，暴下水斗餘，必倚而墮。

妊七月、八月，脈實大牢强，弦者生，沉細者死。

〔一〕「閉」：《脈因證治·五十九婦人産胎》作「開」。

妊月足，身熱脈亂者，吉。

新産，脈沉小滑者生，實大弦急者死，緃疾不調者死。新産得熱病，脈懸小，四肢温者生，寒清者死。新産因傷寒中風，脈實大浮者生，小急者死。

脈微濇爲無子，弦大爲無子，皆血虚氣弱故也。

漏血下赤白，日下數升，脈急實者死；緊大者死；遲者生；虚小者生。

寸關調如故，尺絶不至者，月水不利，引腰絞痛，氣積聚，上搶胸脅也。

脈得浮緊，當身痛，不痛腹鳴者，必陰吹。

寸口浮而弱，浮爲虚浮短氣，弱有熱而無血。趺陽浮而濇，浮氣滿〔一〕，濇有寒。少陰弱而微，微少血，弱生風。胃氣下〔二〕泄，吹而正喧，此穀氣之實〔三〕也，以髮煎導之。

少陰滑而數，陰中必瘡。

〔一〕「滿」：《脈因證治・五十九婦人産胎》作「喘」。
〔二〕「下」：《脈因證治・五十九婦人産胎》作「不」。
〔三〕「實」：《脈因證治・五十九婦人産胎》作「寒」。

少陰脈弦，白腸必挺核。

少陰脈浮而緊，緊則疝瘕，腹中痛，半産而墮傷；浮則亡血，絶産惡寒。

少陰浮而動，浮爲虚，動爲痛。必脱下。

凡婦人脈，常欲濡弱於丈夫。

胎墮，因虚而熱，四物湯、四君子湯，加阿膠、烏梅、桑寄生、黄芩。治胎常轉動無時，下血疼痛。

枳殼麩炒　川芎各一兩　熟地二兩　糯米二合

薑、棗、金銀同煎，治傷胎。

轉胎，因血虚有痰。其狀胎滿〔一〕逼胞，致小便不利，尿出不知時。胎滿〔二〕逼胞者，蓋因痰，胎避而下。又因血氣不足，不能昇舉，四物加滑石、貝母，有痰加二陳湯，甚者服藥後探吐。

〔一〕「滿」：《脈因證治·五十九婦人産胎》作「漏」。

〔二〕「滿」：《脈因證治·五十九婦人産胎》作「漏」。

惡阻，因痰血相搏，二陳湯加減主之。

胎婦腹脹，因脾虚有熱而氣不利：枳殼炒、白术、黄芩。

治氣急胎驚，兩脅膨脹，腹滿連臍急痛，坐卧不寧，睡驚：四君子湯加茯苓、木香、川芎、川歸、麥門冬。

胎水，即腫滿，俗名子腫，因冷濕：川歸、芍藥、茯苓、白术、陳皮，每四錢，用鯉魚修理水煮熟，去魚，以汁盞半，薑入藥同煎至七分，空心服。

胎婦寒熱，小柴胡去半夏。

胎痛，因血少。四物加香附、紫蘇能安胎。

子懸，即胎凑上心腹，脹滿而痛，因胎氣不和也。

大腹皮　紫蘇　陳皮　白芍　川芎　川歸酒洗，各一兩　人參　甘草各半兩　薑　葱白　煎服。

又治臨産驚恐氣結，連日不下。

心痛，因宿寒搏血，血凝其氣，氣與血并。

玄胡醋炒　川歸　陳皮　酒糊丸。

又方，加桂、赤芍藥、蒲黄、木香、乳香、没藥。

又方，五靈脂、蒲黄醋炒，醋湯下，即失笑散。有寒加桂，有熱加梔子，氣加木香、枳殼，虚加川芎、川歸。祖按：上二方治心痛則可，有胎則忌，或可施之産後心痛者。

子煩，病苦煩悶，因二火爲之。

麥門冬　黄芩　茯苓　竹葉　煎服。一方加人參、防風。

胎漏，膠艾湯治胎動不安下血，或胎奔上刺心短氣，及治頓仆，四物加膠艾。

無故下血，腹痛不甚，或下黄汁。用野苧根炒一兩，金銀各五錢，水酒各一盞，煎。

墜跌壓觸，胎動腹痛下血，用縮砂炒透，末之，酒下。

胞漏下血，用生地黄末，酒下。

一方加白术、地黄、枳殼、芩，湯下，治血虚有熱胎漏。

胎漏下血，用芎、歸，水酒煎服探之。若不損則痛止，或動已損則逐下。

宿有風冷，胎痿不長，動傷易致損墜：

白术　川芎一兩　川椒去目炒七錢半　牡蠣五錢　酒下。腹痛加芍藥，心下痛加川芎。

嘔吐加細辛、半夏，渴加大麥汁。

宿有癥瘕，經斷未及三月，即動此癥也。經斷三月而得漏下胎動，在臍上者爲癥。

桂枝　茯苓　牡丹皮　桃仁去皮　芍藥各等分

子淋：麥門冬　通草　滑石一錢　川歸　燈心　甘草五錢　細心　人參一錢　麥門冬湯下三錢。

胎衣不下：半夏一兩　桂七錢半　大黄五錢　桃仁去皮三十個

右先服四物湯三兩，次服上藥，不效，只服半夏、白蘞二味。

**黑神散**　治胎死衣不下。

川歸　芍藥　生地　乾薑　桂　甘草炙。各一兩　黑丑炒，去皮，二兩　蒲黄五錢

酒下二錢。童便下，大妙。

**牛膝湯**　治胞衣不下，臍腹堅脹急痛，及胎不出。

牛膝酒洗　瞿麥一兩　滑石二兩　川歸酒洗　木通兩半　葵子一兩二錢

爲末，水煎。

**奪命散**　治胎衣不下，及治喉中喘促，又治惡露。

附製五錢　牡丹皮　乾漆炒煙盡，各一兩　用大黄一兩，好醋一升，同熬膏和丸，

梧子大，酒下五七丸。

又肉桂二錢　麝香一分

又朴硝，童便下。

難産：血□□□□麝一錢　鹽豉一兩，青布裹燒令紅□□□又用秤錘燒紅，淬酒下一錢。

又百草□□白芷，童便調醋下，未下，再服。

右加伏龍肝，單用亦可。多屬氣鬱：貝母　白蒺藜　滑石　葵子

胎死腹中，脈澀而短者死。舌黑唇冷熱發躁身，子母并死。面赤舌青，子死。面青舌赤，母死。

産後血暈：因暴虚。芎歸湯。一方加荆芥、澤蘭葉、參。素有痰飲，半夏茯苓湯。瘀血隨氣上攻，芎歸加牡丹皮、桃仁。一方加硝黄、荆芥、能行瘀血。童便、行瘀血。

五靈脂末。

産後浮腫：因敗血爲水。

没藥　琥珀　桂　赤芍　川芎酒　甘草各一錢　麝少許

薑汁温酒下。或血虚氣滯。

產後喘：因暴脱血竭，衛氣無主者，死。或敗血上熏於肺者，奪命丹主之。見胎衣不下條。或傷寒中風，旋覆花湯主之。

旋覆花　赤芍　半夏　前胡　荆芥　五味　甘草　麻黄　茯苓　杏仁

產後不語：乃敗血迷心竅。四物加辰砂、菖蒲、人參、紅花。

產後寒熱：增損四物湯，四物湯去地黄加乾薑、甘草、人參。

產後遍身疼痛：牛膝酒　川歸酒　白术　黄芪　羌活　桂　甘草

一方加薤白，一方加桑寄生。

產後心痛：熟地　川歸　獨活　乾薑　吴茱萸　桂　白芍　遠志一兩　甘草　細辛五錢　煎服。又方同産前心痛。

產後腰痛：川歸三錢　黄芪　芍藥二錢　薑煎。加杜仲。

產後惡露不盡，見枕塊痛及一切血氣臍腹撮痛：

川歸　赤芍藥　川芎　肉桂　蒲黄　紅花　玄胡　香附　乾漆　没藥

隨長加減。

治惡血不消作塊：

川歸　川芎　芍藥　乾薑　酒下。

又方，治惡露不散，臍腹堅脹：

川歸　川芎　牡丹皮一兩　玄胡　桂　蜜丸。

陰脱：乃氣血下溜。

四物　黄芩一兩　猬皮燒存性五錢　牡蠣二兩　升麻，飲下。

又，硫黄　烏賊骨五錢　五味子一錢　末，摻患處。

又，蛇床子炒，熱布裹熨之。

陰腫：桃仁　枯礬　五倍子　等分，末，敷上。

諸淋：白茅根一兩　瞿麥穗　茯苓五錢　蒲黄　桃膠　滑石　甘草一錢　子目十個，燒　葵子　人參各二錢半　石首魚腦骨二十個，燒

右薑、燈心、木通湯下。

虚煩：人參　川歸　熟地　麥門冬　桂　芍藥

論凡産間臨月未誕者，凡有病，先以黄芩、白术安胎，然後方用治病藥。發熱及肌熱者，芩、連、參、芪主之。腹痛者，宜白芍藥、甘草。感冒者，依解利治之。

凡產後諸病，忌用白芍藥，宜黄芩、柴胡。内惡物上衝胸脅者，宜大黄、桃仁。血刺痛者，宜當歸。内傷發熱者，宜黄連。渴者宜茯苓，忌半夏。喘嗽去參，腹脹去甘草。

産後身熱血證，一同傷寒。若傷寒當有痛處，脈弦而遲，宜解傷寒；血虚者無痛，脈弱而澀，宜補其血。

**酒煮當歸丸** 治一切虚證下脱，脈洪大無力，按之空虚不鼓，此中寒之證。

川歸一兩 茴香炒，五錢 附炮 良薑各七錢

右四味銼，以酒一升半，煮至酒盡，焙乾，炒[一]黄。

鹽炒 丁香 苦楝 甘草各五分 蟬蜕三錢 柴胡二錢 升麻 木香一錢 玄胡四錢

右九味，同前酒煮四味，俱末，酒煮麵糊丸，空心，醋湯下。

**固真丸** 治帶久不止，臍腹冷痛，目中溜火，此皆寒濕乘其胞内，肝經伏火也。

白石脂一錢，燒赤，水飛研 白龍骨二錢。此二味枯澀 乾薑炮，瀉寒水，四錢 黄柏

〔一〕「炒」：原脱，據《脈因證治·六十帶下》補。

五分，引用　柴胡一錢，本經　芍藥

虛，加人參、黄芪。

右末，麵糊丸，空心下。血竭將枯，加葵花、郁李仁。

**紅葵丸**　治白膿帶下，此腸胃有膿也，膿去盡自安。

葵根一兩　白芷五錢　赤芍　枯礬二錢半

右蠟丸，米飲下。

又，黄荆子炒焦，米酒下，亦治白帶白濁。

## 婦人室女搐搦第二十九

凡婦人無病，一旦忽感手足搐搦，痰涎壅塞，精神昏憒，不省人事，似癇非癇也，此肝爲病也。婦人乃血虛，七情感而生風；室女乃血實，七情感而生熱。

# 帶第三十

因濕熱結於帶脈，津液泛溢，入小腸爲赤，入大腸爲白。

又云：熱者血也，血積多日不流，從金之化，即爲白淫。治宜同濕證，以十棗、禹功導水，降火、流濕之劑主之。

脈浮惡寒，不治。

因痰積流下，滲入膀胱，宜昇宜吐，調以半夏、茯苓、陳皮、蒼术、白术輩。

肥人多濕痰：海石　半夏　南星治痰　黄柏治濕熱　蒼术燥濕　滑石流濕熱　川芎昇之　椿皮濕之　香附調氣　風痛，加牛膝。

瘦人多熱：黄柏、黄連、滑石、椿皮、川芎。滑者加龍骨、赤石脂，滯者加葵花，血虚四物湯。

**小胃丸**　治濕熱帶下，下之後，以苦楝丸調之。

苦楝酒浸　茴香炒　川歸各一錢

酒糊丸，桐子大，酒下。

腰腿痛加四物、羌活、防風；虚甚，加參、芪、甘草、白芍藥。

## 經水第三十一

血爲氣引而行，血未來而先有病，皆氣之患也；血來而後有病者，皆血之虚也。有血之熱者。

將來作疼，乃氣實也：桃仁、紅花、香附、連。

不及期者，乃濕熱也：四物加連。

過期有二：一者血少也，芎歸參湯，紫黑成塊乃有熱也，加連；二者多痰，二陳湯加蒼术、香附、川芎，肥人多痰也。

閉而不行，乃虚而熱；來而成塊，乃氣之滯；錯經妄行，乃氣之亂。

經脈不行有六：

血生於心，憂愁思慮則傷心，心氣停結，故血閉不行，左寸沉結，宜調心氣，通心經，使血生而自通。

或因墮胎，或産多，其血先少而後不通，此血枯也，脈兩尺弱小，宜生血。血爲氣滯，結而成塊，日漸增長，宜攻之。久盜汗，致血乾枯而經不通，宜補血，是汗出於心，血生於心。久患潮熱則血枯燥，蓋血爲熱所消，治熱退則血自生。脾胃不和，飲食少則血不生。血者，飲食所化。《經》云：二陽之病發心脾，女子不月。

## 崩漏第三十二

因熱，因虚。由脾胃有虧，下陷於腎，與相火相合，濕熱下迫，脈洪數而實，先見寒熱往來，心煩不得眠卧，宜大補脾胃，昇舉氣血。

由心氣不足，其火大熾，旺於血脈之中，形容似不病者，此心病也。四物湯加鎮墜心火之藥，補陰瀉陽。

由腎水真陰虚，不能鎮守胞絡相火，故血走而崩，是氣血俱脱，爲大寒之證。輕手其脈數實[一]，舉手弦緊或濇，皆陽脱也，陰火亦亡，或渴，皆陰燥，宜温之，補之，昇之。

方　防風　羌活　升麻　柴胡　川芎一錢，昇陰散火　黄芩　黄連　黄柏　知母五分，凉血瀉相火　川歸五錢　黄芪補血凉血

胃客寒，心痛，加草豆蔻、神麯；氣短，加參、术；冬寒，加麻黄、桂枝；久不止，加膠、艾；血氣俱脱，大寒證，加附子、肉桂、乾薑。

治本：四物。虚加參、芪、术，熱加芩、連，寒加薑、桂，香附行氣。

治標：白芷湯調棕櫚灰、五靈脂、亦治。鹿角灰、蒲黄、炒黑亦治。凌霄花、髮灰。用荆芥四物湯下，大妙。

[一]「實」：《脈因證治·六十二崩漏》作「疾」。

# 臟腑病及各部所屬藥性第三十三

肝病，則胃脘當心而痛，上支兩脅膈咽不通，飲食不下，甚則耳鳴，眩轉，目不識人，善暴緛戾，脅痛嘔泄，令人善恐。

虚則脅下堅脹，寒熱，腹滿不食，目無所見，耳無所聞，筋攣節痛，爪甲枯青色，善恐，脈沉細而滑。

實則脅下痛，寒熱，心下堅滿，氣逆頭暈，筋急，目赤頟腫，耳聾，善怒，脈浮大而數。

肝絶汗出如水，恐懼不安，伏卧，四肢乏力，目直如盲，面青舌卷，蒼黑，泪下，八日死。

筋絶，爪甲青，呼駡不休，九日死。

怒傷肝，爲氣逆。病嘔血飧泄，胸滿脅痛，食則氣逆而不下，爲喘爲消癉，爲肥氣，目盲耳閉筋緩。

肝膽虛，主病寐而不睡，兩目昏闇，時泪下，視物不明，見黑花，四肢弱，經脈怠惰，指節四肢無力。

熟地黄臣，性温補肝虛　巴戟君，性温補肝氣　綿黄芪君，温，益肝氣　補骨脂君，温，利肝氣　烏藥同上　兔絲子君，平，調肝氣　何首烏臣，温，益肝氣　石斛君，平，補肝氣　白茯苓同上　磁石君，寒，養肝氣　山藥君，平，入太陰　川牛膝君，寒，補肝氣　白蒺藜臣，平，同上　杜仲君，平，益肝氣　山茱萸君，平，益肝氣　黄連　酸棗仁　續斷臣，性益肝氣

肝膽實則氣壅，其候肩項拘急，頭皮癢痛，目赤，筋骨痛，四肢怠，不思飲食。

菊花臣，寒，退肝熱　蒺藜臣，平，舒筋明目　荆芥穗臣，凉，利肝氣　黄芪臣，温利肝氣　連翹臣，凉，入手足陽明，退肝熱　防風臣，平，治肝氣　大黄臣，寒，疏肝熱　牛蒡子臣，寒，利肝氣　枳殼臣，平，疏肝氣　檳榔臣，轉肝氣　桑白皮臣，利肝氣　青皮臣，降肝氣　蔓荆子臣，退肝氣　青木香臣，退肝氣　川歸同上　芍藥調肝氣　柴胡治少陽經　黄芩　車前子臣，治肝風熱

心病，胸中熱，咽乾，右胠滿，皮膚痛，寒熱，咳喘，驚惑狂。一切血症，胸中

痛，膺背肩胛間痛，兩臂内痛。虚則心腹暴痛，心膈脹滿，唾清涎，多驚夢飛，舌本强，脈浮虚。實則心神煩亂，面赤心熱，手足煩熱，口舌生瘡，咽煩項痛，汗血，喜笑，脈洪實。

心絶，肩息回眄，目直，掌腫，狂亂，悶熱，一日死。

喜傷心，爲氣緩，爲笑，毛革焦，甚則狂。

驚傷，爲氣亂，爲潮涎，目環，吐，癡癇，不省人事。

心虚，夜夢心悸，健忘，神思不爽。

白茯苓君，補心氣　遠志臣，同上　山藥君，同上　蓮實君，同上　菖蒲君，益心氣　酸棗仁君，同上　麥門冬臣，凉，同上　薏苡仁臣，同上　白术君，同上　川芎臣，同上　五味子臣，温，同上　茯神君，同上　益智臣，安心氣　人參君，定心　炒鹽

心實，主脚手心熱，臉赤，兩目眵粘，睛痛赤□□，昏睡涎唾，睡中警惕，生瘡，口臭脣焦。

黄芩臣，寒，退心熱　白鮮皮同上　羚羊□□□□上　生地黄臣，凉，同上　升麻臣，退心熱　□□□□凉心主　滑石臣，冷，同上　地骨皮臣，平□□□□　柴胡臣，平，去心

熱　木香君，寒，同上　黄□□□□心　赤芍臣，寒，利心氣　朱砂君，寒，解□□□□　犀角君，寒，散心熱及肝熱　鬱金臣，□□□□□　川歸臣，平，瀉心氣　澤瀉君，通心氣　□□□□□便　熊膽君，寒，退熱鎮心　車前子□□□□□　□麥同上　天靈蓋臣，寒，退心經寒□□□□□□

脾病，膊腫，骨節、腰背、頭頂痛，大便□□□□□□□亂，飧泄腸鳴。虚則四肢不舉，飲食□□□□□□□下則嘔吐，腹痛，腸鳴，溏泄，脈沉細弱□□□□□悶口乾心熱，煩腫體重，腹脹善飢，喜□□□□□口内生瘡，眼見歌樂，四肢怠惰，脈□□□□□□足腫脹泄不覺，面□□□又十二日□□□□□脣黑，四肢重如山，不能□□□□□□□□□□不入七日死。

又，舌强語澀□□□□□□□□食，支脹變水泄不卧。

思傷脾，爲氣□□□□□□昏瞀，三焦痞塞，咽喉不利，嘔苦汁，筋□□□□□脾胃虚，主皮膚發冷，四肢或微腫，目□□□□□□餘證同前。

沉香君，主脾胃虚　白术君，平實□□□□□　人參同上　藿香君，養脾理氣　山藥□□□□□　麥芽君，養脾氣　丁香臣，生脾胃熱□□□□□胃氣　縮砂君，温脾胃　神麯君，健脾胃□□□□脾胃　茯神君，平壯脾胃　蒼术臣，温脾□□□□氣　熟地君，平益脾氣　附君□□□□□□□□實脾胃　蕐澄茄君，壯脾胃　陳皮□□□□□□□　蔻　半夏

脾胃實，主生瘡昏睡，涎吐濃稠，四肢怠惰，皮□□□癮疹搔癢，糞結或糞下，多食易飢，口氣臭，嘔逆□□冷。

澤瀉君，平，凉，瀉脾　赤茯苓君，退脾熱　青木香君，解脾胃餘熱　檳榔臣，轉脾氣熱　桑白皮臣，去脾燥熱　蒺藜臣，瀉脾氣　枳殼同上　黄芩臣，退胃熱　黄連臣，解脾氣　硼砂臣，退口氣去熱　牛蒡子臣，瀉脾去熱　川歸君，壓脾熱　牽牛臣，瀉脾胃燥熱，降氣　紫蘇臣，瀉氣蘊熱　連翹

肺病，左胠脅痛，心脅滿，分〔一〕小腹，不可轉反側，寒清〔二〕於中，咳逆，鶩溏，嗌乾，面塵脱色，丈夫㿉疝，婦人小腹痛。

虚則語嘶，用力掉顫，少氣不足以息，耳聾咽乾，咳喘，鼻清涕，恐怖，脈

〔一〕「分」：《脈因證治·六十六五臟證》作「引」。
〔二〕「清」：《脈因證治·六十六五臟證》作「侵」。

沉緩。

實則胸膈滿，上氣咳逆，咽不利，鼻口亦張，飲無度，痰粘，肩背痛，脈不上不下。

肺絶，口似魚口，氣出不快，唇反無紋，皮毛焦，三日死。又，鼻開而黑枯，足滿，泄不覺，喘而目直，喘急短氣，大腸絶，泄則無度，六日死。

悲傷肺，爲氣消，陰縮筋攣，肌痹脈痿，男爲數溲，女爲血崩，酸苦辛泣則臂麻。

肺虚，主面色晄白，咳嗽涎唾，瘦瘁，氣促，口無味，怯寒，喉痹，唇反，無色，飲食胸痞不快。

鍾乳粉君，補肺虚　紫石英温，補肺　白茯苓君，益肺氣　丹砂臣，寒温補　白术臣，補肝　磁石君，同上　桑寄生臣，補　茯神臣，補　款冬花臣，補益氣　人參末入　三棱末入

肺實，主面赤唇焦，頭皮四肢癢，痰涎膠粘，咽喉痛，或頸腫皮膚熱瘡，或發作

寒熱。

當歸臣，利肺氣　升麻臣，寒，瀉肺氣　木香君，通同上　桔梗臣，同上　貝母臣，解同上　石膏臣，寒，利胃氣　百合臣，退肺壅下痰　桑白皮臣，瀉肺氣　款冬花臣，利肺氣　紫蘇子臣，退肺氣　紫菀君，降肺氣　青皮臣，止肺氣　枳實臣，通三焦熱　牛蒡子臣，轉肺氣　荆芥穗臣，凉肺氣熱　赤芍藥臣　訶子末入，止大腑　黄芩末

大腸冷虚，腸鳴瀉痢，嘔逆，手足冷。

肉果君，温暖，止大腸泄　白果君，温暖脾胃，温大腸　訶子君，温，止瀉　人參君，寒，暖胃潤腸　白术固元陽和氣　扁豆臣，生氣止泄　茯苓君，暖胃止泄　桂君，熱，和脾胃，温大腑　良薑臣，熱，暖胃和腸　附子君，熱，壯胃暖腸胃氣　吴茱萸臣，生氣止吐瀉　厚朴臣，暖胃澀腸　藿香臣，暖胃止瀉　陳皮臣，温胃止泄　麥芽臣，養脾進食　乾薑臣，熱暖大府冷　黄芪君，平，益腸胃氣　赤石脂君，澀　龍骨君，止腸泄。

大腸熱糞結皮膚癢：大黄臣，寒，利熱　枳殼臣，寬滌腸胃　杏仁臣，潤腸　南木香臣，通利大腸　蜣螂臣，去大腸風熱　郁李仁臣，利大便　羌活臣，去大腸風熱　防風同上　黄芩臣，寒，利大腸　牛蒡子臣，轉氣退熱　巴豆臣，去大腸寒積　檳榔君，寒，利大腸

牽牛子寒，通利大腸　獨活臣，益大腸風　黄芪君，平，益大腸　海桐皮臣，利大便　皂角臣，退大腸風熱　龜甲臣，益大腸

腎病腰腿痛，大關節不利，屈伸不便，腹滿痞堅，寐汗。

虚則腰皆切痛，不得俯仰，足脛酸，手足冷，呼吸少氣，骨節痛，腹結，面黑，耳鳴，小便數，脈浮細而滑。

實則舌燥咽乾，腫，心煩，胸膈痛，喘咳，小腹滿，腰强痛，體重，足下熱，小便黄，腹脛腫脹，泄，盗汗。

腎絶，便赤澀，耳乾下血，舌腫，足浮，齒腫，目盲，腰如折，汗如水，面黑髮無澤。又陰縮，腿筋痛，兩脅脹。恐傷腎，爲氣不行。

腎虚，盗汗，夢齒脱落，餘病同前虚條。

肉蓯蓉君，壯陽道，益精　陽起石君，强腎　牛膝君，補腎壯陽　石斛君，壯腎　磁石君，平，補虚益腎氣　熟地君，平，同上　巴戟强陽益腎　菟絲子君，補腎冷　烏藥君，益腎　天雄君，壯腎氣　益智君，温，暖腎虚冷　青鹽臣，補腎　附子少陰行經，暖壯陽道，末入　桑螵蛸臣，强壯陽道　猪腎君，温補益腎　海狗腎君，補暖益腎　雀卵臣，助陽道

蛇床子臣，温强陽　白茯苓君，補虚損添精　黄柏末入　知母末入

腎實，主耳痛，頭皮肩項腫及脚心痛，腿膝生瘡，腰腫，或鮮血目熱泪，小便澀痛。

郁李仁臣，寒，降腎氣　蒺藜臣，轉腎氣　金鈴子臣，退腎熱　地骨皮臣，導腎氣　檳榔臣，瀉腎氣　青木香同上　車前子臣，利小便，除腎絶，降腎氣　防風臣，益腎，治皮膚癢　枳殻臣，降腎氣　青皮臣，寒，同上　牽牛疏導腎氣　桑白皮臣，利腎氣　黄柏臣，降腎氣　地龍臣，凉，益腎水

膀胱寒熱，小便淋澀，或尿血。

石葦臣，平，利水道　瞿麥臣，退小便熱　芍藥臣，利水道　川歸臣，平，療便痛溺血　青皮臣，導水府　葱臣，清小便　木香臣，利小便血　車前子臣，寒，利小便溺　燈草臣，通小腸　京三棱臣，利小便　黄芩臣，寒，利小便血　油麻臣，寒，滑小腑　冬葵子臣，治淋　蘿蔔子臣，通小腑　白薺臣，同上　生地臣，冷，利小腸熱　木通末入

祖按：藥性稟定之君臣，千古之經也；立方主治之君臣，一時之權也。學人自宜會心得之。

按：舊本係國初時孝順方處善浦陽戴原禮同集於洪武庚戌年三月初二日。戴原禮，丹溪先生之高弟也。今詮次成於天啓辛酉年八月中秋日。丁承祖謹識

## 音釋第三十四〔一〕

| | |
|---|---|
| 暍音曷，中熱也 | 䁾音滅，莫結反，眵也 |
| 鼾希連音汗，平卧息也 | 眄音面，目偏合也 |
| 鼽音求，病寒也 | 眴音懸，胡絹反，目搖也 |
| 齇音查，壯加切，鼻上炮也 | 瞤音閏，如倫切，目動也 |
| 髖音寬，音坤，尻也 | 瞪音滕，如弓直耕二切，目直視 |
| 胠挈去區三音，腋下也 | 瞀音茂，莫構亡角二切，目不明 |
| 胕音附，肺附也 | 眊音毛，老眊，目不明也 |

〔一〕〔音釋第三十四〕：此篇原文不全，據人衛本補。

續表

| | |
|---|---|
| 瞋音嗔，充人切，引起也 | 睫音截，子葉切，目旁視也 |
| 腨音時兗切，腓肚也 | 眵音痴，充支切，目相背也 |
| 胵音痴，充脂切，鳥胃也 | 䀮音謊，目不明也 |
| 胗音軫，章忍切，唇瘍也，疹同 | 瘈音熾 |
| | 瘲音縱，之用切，小兒病 |